中医药院校特色通识教育读本

医学生读经史子集

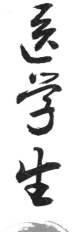

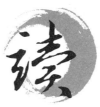

林家虎 编著

中国中医药出版社
· 北 京 ·

图书在版编目（CIP）数据

医学生读经史子集 / 林家虎编著 .—北京：中国中医药出版社，2016.5
（中医药院校特色通识教育读本）

ISBN 978-7-5132-3238-8

Ⅰ.①医…　Ⅱ.①林…　Ⅲ.①经籍—介绍—中国—古代
Ⅳ.① Z126

中国版本图书馆 CIP 数据核字（2016）第 061739 号

中国中医药出版社出版

北京市朝阳区北三环东路 28 号易亨大厦 16 层

邮政编码　100013

传真　01064405750

北京市泰锐印刷有限责任公司印刷

各地新华书店经销

*

开本 710×1000　1/16　印张 17　字数 225 千字

2016 年 5 月第 1 版　2016 年 5 月第 1 次印刷

书号　ISBN 978-7-5132-3238-8

*

定价　39.00 元

网址　www.cptcm.com

总前言

　　《中医药院校特色通识教育读本》是由上海中医药大学联合安徽中医药大学作为发起单位，依托全国中医药高等教育学会教学管理研究会及教育科学研究会这一平台，吸纳相关中医药院校的专家共同完成。本系列读本首批出版9种，以后将逐步推出后续读本。

　　通识教育（博雅教育）的目的在于造就博学多识、通权达变、通情达理、眼光长远且兼备多种才能与优美情感的人才，属于高层次的文明教育和完备的人性教育。其核心在培养健全的"人"，其实质就是对自由与人文传统的继承。医乃仁术，更是人学。扎实的文化基础、良好的科学素养是培养卓越中医药人才的关键，也是目前院校教育亟待加强的薄弱环节。诸如"夫医者须上知天文，下知地理，中通人事""博极医源，精勤不倦""发皇古义，融会新知""将赡才力，务在博见"等古训所言之意正是如此。因此，有必要从中医药人才职业发展特点出发，以优秀民族文化的独特视角，挖掘中医药文化的内核，帮助学生在成长过程中学会不断反思，唤醒其积极美好的"慧根"，真正静心思考生命的价值，从而最终达到个人发展、人格完善与职业终极目标的有机统一。

　　本系列读本围绕通识教育特点，以体现中医药院校学科特色为宗旨，立足中医药学科内涵规律及其独特的"审美"维度，在主题选取上既重视传统治学中有价值的瑰宝，又广泛涉及文学、历史、哲学和社会科学、自然科学基础等各个领域，努力做到传统与现代、东方与西方、人文社会学与医学科学等诸多因素的协调融合，从经史子集、古今中医名家的诗词书画著作赏析、人与社会的关系、现代科技发展动态等几个维度出发，满足读者获取知识、提高素养的要求。读本在语言风格上力求雅俗共赏、饱含情趣、详于叙事、略于说明，体现"学习尽在其中、情怀尽在其中，故事尽在其中"的写作特色。

令人感动的是，严世芸教授、王键教授等中医教育大家怀着对中医药事业的强烈使命感亲自参与策划，同时，各位作者在繁忙的教学和科研工作之余，仍以一腔热情，组成跨校、跨学科的共同体，潜心投入读本编写之中。首批读本的编写历时两年余，其间召集各类研讨活动二十余次，其编写过程本身就创造了一次次沉淀学术、积极思辨、凝练共识的机会。在此，对各位前辈和同道致以崇高的敬意。

期待通过读本写作这一纽带，引发大家对中医药教育和医学事业的深度思考，尤其希望获得各位读者的学习心得和智慧贡献，以致教学相长，共同进步。

上海中医药大学副校长

胡鸿毅

全国中医药高等教育学会常务理事、教学管理研究会理事长

2014 年 9 月

前　言

　　中华民族历史悠久，文化源远流长，数千年文明传承延续不绝。中华民族这种既久且大的生命力量也成为中华民族文化发展最鲜明的特征之一。对于这种独特的民族文化生命力，现代著名哲学家熊十力先生曾将其概括为"尊生、彰有、健动、率性"四大要义，而同时代另一位著名哲学家冯友兰先生更在抗战结束后的《国立西南联合大学纪念碑文》中深情地写道："我国家以世界之古国，居东亚之天府，本应绍汉唐之遗烈，作并世之先进。将来建国完成，必于世界历史居独特之地位。盖并世列强，虽新而不古；希腊罗马，有古而无今。惟我国家，亘古亘今，亦新亦旧，斯所谓'周虽旧邦，其命维新'者也。"两位现代哲人从不同的角度揭示了中华民族文化生命健动创生、历久弥新的独特精神。深切体认这种独特的民族文化精神，对于维系和传承我们的民族文化以及实现我们民族文化在新世纪的伟大复兴，无疑具有重要的建设性意义。

　　《医学生读经史子集》这一通识教育读本的编写，在某种意义上正是试图从经史子集四部之学这一民族文化生命的重要载体及其与中医学内在关系的视角来抉发和阐释中华民族这种独特的文化生命和文化精神的一种尝试。

　　作为上海与安徽中医药大学联合发起编写的"中医药院校特色通识教育读本"系列之一，《医学生读经史子集》紧扣"中医药院校特色通识教育"的编写定位，力图以发展的视野和综合的方法，对经史子集四部之学所代表的中国传统学术及其蕴含的民族文化生命与文化精神进行较为系统的阐释和抉发。在此基础上，进一步展现和揭示中医学与经史子集四部之学间的内在关系，使中医药院校学生在深切认识与体悟中国传统学术及其蕴含的民族文化生命与文化精神的同时，认识到中医学是中国传统学术文化大系统中的一个有机组成部分，与中国传统学术文化之间有着不可分割的内在联系，从而加深对中医学的学术性质、文化特征及学习进路的理解。

在编写内容的具体安排上，该读本以经史子集四部之学所代表的国学通识教育方面的内容为主体，按四部顺序分类编写，侧重从民族文化生命与文化精神的角度予以阐释，而中医学与经史子集四部之学间的内在关系则分别附属于经史子集四部内容的阐释之下，并以"延伸阅读"和"医论拾萃"的形式，通过一些典型医家的医学活动和历代名医从医实践中的心得体会，由微而著地再现了中医学与经史子集四部之学间的密切关联，凸显了该读本所具有的"中医药院校特色通识教育"的独特编写定位。因此，作为中医药院校的当代大学生群体，无疑是该读本所面对的最直接的读者与受众；但是，该读本以经史子集四部之学的国学通识教育方面的内容为主体，侧重于中国传统学术文化整体生命精神和内在鲜活灵魂的揭示，对于广大的中国传统学术与传统文化的爱好者，也同样会有裨益。

希望该读本的出版能为中医药院校的当代大学生以及普通的中医药的爱好者、中国传统学术与传统文化的爱好者提供帮助。

编　者

2016 年 3 月 20 日

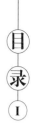

目　录

史学　民族生命的成长历程

子学　文化生命的创新发展

集学　华夏民族的心灵歌唱

医论拾萃

导言

「国学热」中话「国学」

"国学热"的兴起

20 世纪末，随着中国改革开放和市场经济体制的转轨，社会上出现了一股强劲的"文化热""寻根热"浪潮。在这一浪潮中，国学逐渐成为人们关注的热点。进入 21 世纪以来，随着中国经济实力与政治影响力的持续增长，"国学"一词在报刊、电视、互联网等各种媒体与日常生活中所出现的频率也越来越高，"接续文脉，重振国学"的"国学热"迅速升温。

2000 年，以弘扬中国传统文化为宗旨的国内第一个大型学术公益网站"国学网"创办，其融国学资讯、专题研究、虚拟社区等各项功能为一体，开设专题部、文献部、学人部、学术部、服务部等五大版块，逐渐成为传播国学的代表性网站。

2001 年 9 月，在国内素以传播、宣传、研究马克思主义理论著称的中国人民大学，竖立了中国高校第一尊巨大的孔子像。翌年，该校孔子研究院正式成立。

2002 年 4 月，由中华孔子学会会长张岱年先生题写馆名的"安定门国学馆"在北京孔庙正式开馆。38 名 4 ~ 6 岁的学龄前儿童身穿唐装，开始了人生的第一堂国学启蒙课。

同年 9 月，山东济南大明湖路小学编写 12 册国学校本课程教材，学生每周上一节校本课程——国学，校园内开始回荡起琅琅的国学诵读声。

2005 年 10 月，中国人民大学国学院和国学研究院正式揭牌，"国学论坛"开讲；2006 年开始招收中国哲学、中国古代文学、历史文献学、中国古代史四个专业的国学博士生。

2006 年，国内著名的大型官方新闻媒体《光明日报》增办"国学版"，定期发表关于国学的文章及名家纵论国学的长文，多视角地展示国学的历史意义和现代价值。

2007 年，全国人大通过决议，国务院颁布关于修改《全国年节及纪念日放假方法》，将清明、端午、中秋三大传统节日和春节一样定为国家法定假日。

同年，教育部决定将中国对外汉语教学中心一律改成"孔子学院"。4 月 9 日，孔子学院总部在北京正式挂牌。自 2004 年 11 月首家孔子学院在韩国成立以来，全球已有 300 多家孔子学院遍布近百个国家和地区，美国与欧洲最多，成为推广汉语教学、传播中国文化与国学的全球平台。

2014 年 9 月 24 日，国家主席习近平在人民大会堂出席纪念孔子诞辰 2565 周年国际学术研讨会暨国际儒学联合会第五届会员大会开幕会并发表重要讲话……

21 世纪以来，从民间到官方，国学热在中国已成为一种时代潮流。既有大学开设国学院、开办国学讲座，又有中小学校开展国学经典诵读，还有针对童蒙教育开办的各类私塾，提倡儿童读经，培养儿童古典文化底蕴；既有重大报刊增设"国学版""国学专栏"，又有网络传媒上涌现的各类国学网站、国学博客、国学论坛；既有国内教育领域关于中国传统文化的内容所占比重逐渐增加，社会生活中民众对于传统节日的重新重视，又有海外孔子学院在全球的快速增长，国学热的兴起已是不争的事实。

那么，到底什么是"国学"？为何在新世纪以来"国学"受到如此的重视？它对于现代中国与世界的发展到底具有哪些独特而重要的价值与意义？这些都是我们首先需要明白的问题。

"国学"本质的追问

实际上，"国学"一词，古已出现。如《周礼·春官》载："乐师掌国学之政，以教国子小舞。"在这里，"国学"是指国家设立的培养贵族子弟的学校，即"国子之学"。它在不同朝代又有不同的称谓，汉称太学，晋称国子学，北齐称国子寺，隋改称国子监，此后历代相袭沿用，直至清光绪三十一年（1905）才废除国子监，改设学部。但到了20世纪初期，面对西方学术的传入，"国学"一词的意义出现了重大转变，由原来的"国子之学"转为表示中国固有的学术文化，成为相对于"西学"的一个特定概念。与"国学"这一新意义相近的还有中学、旧学、国粹、国魂、国故、国故学等一系列语词。因此，近代以来的"国学"概念，是在近代西学传入以后而产生的一个与西方学术相区别的特指中国固有学术文化的概念，是"一时代的名词"①。

从现存史料看，在与西学相区别的意义上最早使用"国学"一词的，当推梁启超。他在1902年就有谋创《国学报》的设想，并认为"养成国民，当以保存国粹为主义，取旧学磨洗而光大之"②。此后，晚清国粹派人物邓实于1904年发表《国学保存论》，在正式刊物上使用"国学"一词，随后在上海成立国学保存会，发行《国粹学报》，刊刻《国粹丛书》《国粹丛编》。1906年夏，章炳麟在日本东京以"昌明国学"为宗旨，发起成立"国学讲习会"，出版《国学讲习会略说》，从此指称中国固有学术文化的"国学"一词便流行起来。

到20世纪20年代，出现了20世纪中国的第一次"国学热"。当时，北京大学国学门和清华大学国学研究院相继成立，并分别创办《国学季刊》《国学门周刊》《国学论丛》等重要刊物。此外，还有位于北平（今北京）的中国大学创办的《国学丛编》、上海国学昌明社的《国学杂志》、上海国学研究会的《国学辑林》等一批以"国学"命名的刊物问世。以"国学"入名的书籍，更有章炳麟与钱穆的两本同名著作《国学概论》，是当时中国最重要的综论国学的研究著述。

---

① 钱穆《国学概论·弁言》，商务印书馆1997年版，第1页。

② 梁启超《梁启超年谱长编》，上海人民出版社1983年版，第292页。

时隔半个多世纪以后，到 20 世纪 90 年代，"国学"在中国社会与文化思想界再一次受到关注，并在 21 世纪以来成为一股强劲的文化热潮，引发了国内外学者的众多讨论。

然而，自 20 世纪初"国学"概念诞生以来，对"国学"的探讨已有了一个多世纪的历程，但是，关于"国学"范畴的具体理解却未能形成统一的观点，众说纷纭，有"中国传统学术"说、"国故学"说、"中国学术"说、"中国传统文化"说及"西学"说等几种不同的观点。综合学界的探讨，笔者认为，所谓"国学"，在本原的意义上，是指近代西学传入以前的中国古代学术及其蕴含的民族文化精神。

将"国学"界定为现代西学传入以前的中国古代学术及其蕴含的民族文化精神，既采纳了"中国传统学术"说的基本含义，又明确地以"原国学"的意义与用来指称 20 世纪以来研究传统学术的"国故学"及"西学"说的"新国学"划清了界限，避免了概念的歧义、混淆和误用。它和"中国学术"说与"中国传统文化"说相比较，避免了后两种观点的宽泛、庞杂之弊，但又吸收了这两种观点对于中国学术与文化精神内在传承的统一性思想的强调。

强调"国学"不仅是中国古代学术，更蕴含着中华民族的文化精神，也有力彰显了近代以来研究传统学术的"新国学"与西方"Sinology"即"汉学"的区别。所谓"汉学"，是指西方及日本等国外学者研究中国历史与现实的一种学术，又称"中国学"。国外"汉学家"与 20 世纪以来对中国古代学术进行研究的"新国学"的学者，虽然都以现代学术观念与方法来研究中国古代学术，但"汉学家"研究中国古代学术是把它当作古董来研究的，无视其所蕴含的鲜活的民族文化生命和文化精神，就像研究古埃及文化一样。从事"新国学"研究的王国维、胡适、陈寅恪、钱穆等中国学者，却无不具有对中国古代学术所蕴含的民族文化精神的自觉承续和发展意识。

因此，在"国学"本质的界定中，确定"国学"是中国古代学术，

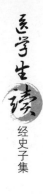

明确了"国学"的时段范围与具体领域，分疏了"原国学"与"新国学"的不同学术性质，避免了国学概念的泛化、模糊与歧义；突出"国学"所蕴含的民族文化精神维度，则有利于我们更加自觉地发掘中国古代学术的内在精神，在现代学术的发展中继承与弘扬这一民族文化精神，推动中国学术和中华民族的文化精神在当代世界不断发扬光大。

国学的基本类别

由对"国学"本质的追问，我们明确了国学概念的内涵，那么，国学又包括哪些具体的学术领域？民族文化精神又有哪些学术载体呢？这就需要我们进一步认识国学概念的外延，即中国古代学术的基本类别。

中国古代学术在类别上，没有今天的文、史、哲、法、商、理、工、农、医等众多学科类别。今天的学术分类是在西学传入以后形成的。与现代学术高度分化的学科类别相比较，中国古代学术的鲜明特点恰恰在于它的整全性与通贯性。它的学术内容涵盖范围非常广泛，包括现代学科体系中的人文学科、社会科学及自然科技等众多领域。一般学者也都以"通人之学"作为学术追求的最高境界，故有"一事不知，儒者耻之"之说。他们常集经义注疏、诗词曲赋、论史文章于一身，在学科门类上，文、史、哲等不同领域浑然一体。但由于学术研究的侧重与关注对象的区别，中国古代学术在发展中也有一些基本的类别区分，并最终发展定型为经、史、子、集四部的学术分类体系。

早在春秋时期，孔子在教学内容上就有礼、乐、射、御、书、数的"六艺"之分。到了西汉，刘歆对各类学术论著进行了第一次系统分类，将群书分为"六略"，加上一个总论性质的"辑略"，编成了我国第一部学术分类目录《七略》。

按照这一分类，古代学术被分成六艺略、诸子略、诗赋略、兵书略、术数略、方技略等六大类。其中，六艺是指《诗》《书》《礼》《乐》《易》《春秋》，是孔子教育弟子的六种学问。后又加上《论语》《孝经》和《尔雅》等"小学"之书，就发展成为后来的经部。诸子就是后来的子部，当时分儒家、道家、阴阳家、法家、名家、墨家、纵横家、杂家、农家、小说家。诗赋就是后来的集部，当时分为赋、杂赋和诗歌。兵书、术数、方技都有操作性特点，与诸子的理论性特点不同，所以在当时还各为一类。但到后来，术数、方技、兵书也全部归入诸子之中，合称子部，使子部融理论与实践为一体，更趋丰富。

按照"六略"的分类，当时史部还没有独立，仅附属于六艺略的《春秋》之中。东汉时期，班固在《七略》基础上编成《汉书·艺文志》，发展延续了"六略"的学术分类。

魏晋时期，因社会动荡导致大量典籍散佚，而史部典籍数量剧增，典籍状况发生了重大变化。于是西晋荀勖将典籍重新分为甲乙丙丁四部，编成《中经新簿》，创四部分类先河。其中，甲部为六艺、小学，乙部为诸子、兵书、术数，丙部为史记及其他记载，丁部为诗赋、图赞。荀勖的分类奠定了中国古代学术经史子集四部分类的基础，惟其次序为经子史集。东晋李充再编《晋元帝四部书目》，将乙丙位置调换，于是经史子集的次序确定，只是仍未以经史子集命名。到唐初编修《隋书·经籍志》，才正式以"经、史、子、集"冠名四部，中国古代的学术分类系统也由此定型。

到清代纂修《四库全书》，经史子集的四部分类已历经千余年，其分类系统发挥至极致，囊括了中国古代学术的各个方面。其中经部是经学，包括十三经及其注疏，以及为读经服务的"小学"。史部是史学，包括正史、编年史、别史在内的各类典籍及史学研究著作。子部主要是历代思想家著作，既包括儒、道、墨、法、名、阴阳、兵、农等诸子百家，也包括天文、算法、医药、艺术、小说，以及佛教、道教等科技、艺术、宗教类著述。集部分楚辞、别集、总集、诗文评、词曲等五类，以文学作品为主。这种学术分类，实际上已包括了现代学术分类中的哲学、历史、政治、军事、宗教、文学、艺术、科技等不同门类，只不过二者的名称与分类体系不同而已。

从中国古代学术的分类体系可以看出，"国学"作为中国古代学术及其蕴含的民族文化精神，也就凝结在以经史子集划分的学术论著之中。认识中国古代学术，追寻中华民族的文化生命与文化精神，就必须以四部之学为载体，舍此旁求，则无异于缘木求鱼。同时，作为中华民族文化生命与文化精神的学术载体，经史子集四部之学又是一个内在联系的统一整体。其中，经部之学是中华民族文化生命的源泉与主干，是国学之魂，史部之学印刻了民族文化生长跋涉的生命历程，子部之学展现了民族文化生命发展中的自我理解和创新智慧，而集部之学则是民族文化生命的情感抒发与心灵歌唱。如果把中华民族的文化生命比喻为一株郁郁葱葱的参天大树，那么，深扎土地的树根与主干就是经学，树干上沧桑斑驳的年轮就是史学，向四方伸展的充满活力的万千枝干就是子学，而满布枝头的青翠绿叶与瑰丽花朵正是集学的情感绽放。经史子集四部之学共同铸成了中华民族文化生命的统一整体和独具特色的民族文化精神，成为中华民族在悠久的历史发展中不断战胜各种艰难险阻，发展进步的强大精神动力。认识国学，就是要把握经史子集四部之学，从中感悟和承续中华民族健动创生、历久弥新的文化生命和文化精神。

国学的现代价值

中国作为世界四大文明古国之一，是世界文明的重要发祥地，在几千年的历史发展中，创造了灿烂辉煌的历史文化与古代文明。国学，正是以系统的学术形态，保存和凝结着中国古代文明的创造成果和文化精华。它所蕴含的民族文化精神更成为中华文明历尽沧桑，由古代走向近现代的传承不竭的内在动力。

然而，随着近代西方文明的东来，包括国学在内的中国传统社会遇到了严峻的挑战。经过清末废除科举的教育改革与辛亥革命的政治变革，以经学为核心的中国古代学术失去了昔日的荣光与辉煌，逐渐为西学表征的现代教育和现代学术所取代。也正是在中西学术文化交汇、碰撞与西化浪潮日甚一日的时代背景下，梁启超、章炳麟等人才大力提倡"国学"，希望以"国学"激发民族的文化自觉，提升中华民族的文化自信与自主意识，实现救亡图存的时代使命。

对此，梁、章二人的思想极具代表性。如，梁启超说：

"吾不患外国学术思想之不输入，吾惟患本国学术思想之不发明……凡一国之立于天地，必有其所以立之特质。欲自善其国者，不可不于此特质焉，淬厉之而增长之……不然，脱崇拜古人之奴隶性，而复生出一种崇拜外人、蔑视本族之奴隶性，吾惧其得不偿失也。"①

章太炎则指出：

"夫国学者，国家所以成立之源泉也。吾闻处竞争之世，徒恃国学固不足以立国矣；而吾未闻国学不兴而国能自立者也。吾闻有国亡而国学不亡者矣，而吾未闻国学先亡而国仍立者也。故今日国学之无人兴起，即将影响于国家之存灭，是不亦视前世为尤岌岌乎？"②

可见，"国学"概念的问世及在20世纪初的兴起是与激发民族精神、实现国家自强密切联系的。但是，随着新文化运动"打倒孔家店"的激

---

① 梁启超《论中国学术思想变迁之大势》，《新民丛报》1902年第3号。
② 章炳麟《国学讲习会序》，《民报》1906年第7号。

烈反传统及文学革命对文言的荡涤与洗礼，国学走向了沉寂。此后虽有胡适、梁启超、章炳麟、王国维、陈寅恪等学贯中西的一批大师在北大、清华掀起了一股"新国学"热潮，但如昙花一现，仅是国学在新时代的余响而已，国学已在20世纪中国的现代学术环境中悄然谢幕。

时至今日，在现代教育与现代学术体制中成长的中国学者及普通国民，拿起经史子集的中国古代学术典籍，面对着其中繁难优雅的文言表述、传注训诂的撰述体例、竖排印刷及卷轴、线装的装帧形式，恐怕真有恍如隔世之感。如果没有专业学者的解读，今天的大多数国人已经无法阅读我们几千年浩如烟海的文献典籍了。

面对着我们民族自己创造的几千年灿烂辉煌的文献瑰宝，我们却失去了言说的能力，只能无言以对！我们已处在一种民族集体意识失忆症与失语症的边缘！这难道不是一种严重的民族文化认同的危机吗？这种文化危机意识随着20世纪末中国经济、政治实力的不断增强，逐渐成为多数国民的普遍共识，由此才有了新一轮的"国学热"，并出现不断升温的发展趋势。

通过国学与中国古代文明、近代救亡图存及当代民族文化认同危机的密切联系，我们已可清晰地感受到，国学虽然是中国古代的学术，但在现代社会中却具有无可替代的重要价值意义。

具体来说，这种价值意义至少包括以下两个基本的层面：

第一，从国学作为中国古代学术的典籍形式看，国学是中国古代文明在观念形态上的主要载体，中国古代文明通过国学典籍得以展现并传承。国学典籍记载了中国古代的思想学说、文学艺术、科技创造、典章制度与历史文化的方方面面，将古代文明丰富多彩的创造成果汇合为一个统一的有机整体。因此，学习、了解国学，就能够让现代中国人更多地了解中国古代的历史文化与学术成果，不至于对自己民族的悠久历史文化和优秀学术遗存懵然不知，以至数典忘祖。

其次，从国学蕴含的民族文化精神的内涵来看，国学是中华民族文化精神的集中体现，它像流水一样，滋润着中华民族茁壮成长；像土壤一样，培育着中华民族的主体意识，使中华民族以特有风貌自立于世界民族之林，并在古代社会长期引领世界文明发展的风骚。这一民族文化精神乃是无数先民在漫长的历史实践中不断孕育形成的文明结晶，是中华民族的立国之本和创造之源。因此，学习、了解国学，在本质上不是要让现代的中国人重新回到已经成为历史的国学中去，而是要透过国学典籍，体会蕴含于其中的民族文化精神，感悟其历久弥新、亘古常新的生命力量，从而在现代学术发展中传承和光大民族文化精神，激发民族文化生命的创造活力，实现中华民族文化发展的新辉煌。

此外，国学作为中国古代文明与传统文化的学术结晶，其中不仅有博大精深的思想智慧，笃实高远的人文理想，还有丰富多彩的知识、方法，精彩优美的论著、文章，堪称中华民族文化的丰富宝藏。学习和了解国学，还可以使现代中国人受到数千年中华民族优秀文化的熏陶，增强自己的文化素养与表达能力，提升自己的审美情趣和思想境界，救治近代以来西方文化工具理性膨胀与人文精神失落的严重不足，恢复我们的民族文化自信心和民族文化主体意识，增强中华民族的文化认同和民族凝聚力，更好地维护国家的文化安全，提升国家的文化实力。国学的许多内容为我们今天的国民素质培养、现代文化建设及综合国力提升，都能提供丰富的文化资源，发挥多方面的重要意义。

中医学在国学系统中的地位

对于中医药院校的当代大学生来说，国学的现代价值意义更为突出。因为，中医药学作为中华民族的传统医学，是中国古代学术的重要组成部分，其理论体系的形成、发展与经史子集构建的国学知识系统之间有着不可分割的内在联系。

在西汉刘歆对中国古代学术进行的第一次系统分类中，中医学已成为"六略"中"方技略"的重要部分；魏晋时期，中医学随着方技类并入子部。此后，直至清代纂修《四库全书》，中医学一直作为子部的重要内容，它以"医家"类与儒家、兵家、法家、农家、天文算法、术数、艺术、谱录、杂家、类书、小说家、释家、道家共 14 类共同构成了庞大的子部之学，在中国古代学术体系中占有重要位置。现代系统论的发展，已明确揭示出部分受控于整体，整体大于各部分之和，要认识处于系统中的个别对象，就要按照事物本身的系统特性将对象放在系统的联系中加以把握。因此，要全面理解中医学的历史发展与理论本质，就离不开对整个国学体系及其内部不同学术类别之间相互联系的认识和把握。

实际上，中医学确实与国学的整体系统存在着密不可分的联系。就中医学与经学的关系来看，经学作为国学的灵魂、中华民族文化生命的源泉与主干，其理论特色与基本精神深深地影响着子学、史学与集学，对于子学系统中的中医学同样产生了重要影响。如"六经"中的《易》《书》二经蕴含的阴阳、五行思想，正是中医学理论体系的基础。尤其是作为"群经之首"的《易经》，对于中医学术思想的影响更是至深且巨。至今在中医学界广为流传的"医者易也""医易相通"的说法就是对二者关系的经典论断。

对于医易之间的统一关系，明代著名医家张介宾在《类经附翼·医易义》中更是现身说法，阐释精微。他说：

"宾尝闻之孙真人曰：不知《易》，不足以言太医。每窃疑焉。以谓《易》之为书，在开物成务，知来藏往；而医之为道，则调元赞化，起死回生，其义似殊，其用似异。且以医有《内经》，何借于《易》，舍近求远，奚必其然？而今也年逾不惑，茅塞稍开，学到知羞，方克渐悟，乃知天地之道，以阴阳二气而造化万物；人生之理，以阴阳二气而长养百骸。《易》者，易也，具阴阳动静之妙；医者，意也，合阴阳消长之机。

虽阴阳已备于《内经》，而变化莫大乎《周易》。故曰：天人一理者，一此阴阳也；医易同原者，同此变化也。岂非医易相通，理无二致，可以医而不知《易》乎？"

中医学不仅在理论体系与思维方法上与经学密不可分，而且在学术思想的发展演变上也与经学的流变密切相关。晋唐医学注重临证实用，宋元医学注重理论探讨、学说争鸣，明清医学注重医学典籍的辑佚整理，这些中医学术发展不同时期的特征，虽有医学理论自身发展的内在逻辑，但与经学发展中形成的汉学、宋学与清学等不同系统的学术风格、学术思想又有着直接的联系。因此，要全面、深入地认识中医学的理论体系、思维方法及发展演变，就无法离开对经学思想及其发展演变的认识。

在国学系统中，不仅经学，子学、史学与集学也同样与中医学有着丰富多元的内在联系。中医学与国学，作为部分与整体的系统关系，相辅相成，密不可分。正因如此，近代以来，中医学的兴衰起伏也与国学的命运休戚相关。

正如"国学"是晚清知识分子面对西学冲击而产生的一个特定概念，"中医""中医学"也是在近代"西医""西医学"传入中国后而产生的与之相区别的概念。在中国古代，虽《汉书·艺文志》中就有"有病不治，常得中医"的记载，民间也有"上医医国，中医医人，下医医病"等说法，但这里的"中医"或指以中和之气医治百病，或指医生医术的中等水平，都没有今天所表示的中国传统医学的含义。所以，在中国古代医药典籍中，只有"医""药"的说法，并无"中医""中药"等概念，"中医"与"中药"都是在20世纪初由于西医药在中国的影响日益扩大而产生的与之区别的对应概念。在本质上，它们与"国学"概念一样，都是中国近代学者在西学东来的强势影响下对自己民族文化自觉的时代产物。

随着20世纪国学逐渐被以西学为模式的现代学术所取代，中医学作为国学的一部分，也遭到了严重的抨击、排挤和摧残，甚至一度被认为有辱国体，是中国医药卫生发展之障碍，处在被废止的边缘。在中医学界的艰辛抗争与新中国成立以后继承和发展中医药的政策指引下，中医药学开始步入与现代医学相结合的共同发展的新道路。

新中国成立后，经过半个多世纪的发展，在国学走向整体沉寂的现代学术体系中，与中医学同属中国传统科技领域的天文、数学、农学都已被西方科技所淘汰，但中医学却面对西医学的主导地位仍然顽强地保持着自身的理论特色，焕发着不竭的理论活力，在当代医学发展中仍然占有着重要的位置，这在中国传统科技现代发展中可谓是一大奇观。中医学的现代发展也从一个角度深刻揭示了中国传统学术的深刻智慧和不竭生命，成为推动当代国学与民族文化精神复兴的一种重要力量。

回溯历史，中医学与国学在医学理论的形成、发展上密不可分，中医学的发展命运也与国学蕴含的中华民族文化精神的承续与复兴一体相连，休戚与共。作为当代中医药院校的大学生，加强对经史子集四部之学的国学知识及其与中医药学之间相互关系的认识与了解，感悟其中蕴含的中华民族文化精神和文化生命，必将有利于我们在新的时代条件下，承续和光大中华民族源远流长的文化精神，推进中医药学的现代发展，再塑民族学术文化的现代辉煌！

经　学

民族文化生命的源泉与精魂

"经"与"经学"

"经"的含义

经学，作为中国古代学术文化的主要形态，从西汉武帝独尊儒术、立五经博士算起，距今已有两千多年，经学著述可谓汗牛充栋。仅据《四库全书总目》经部著录，就达一千七百七十三部、二万零四百二十七卷之多。那么，到底什么是"经学"？"经学"的"经"的含义又是什么呢？

关于"经"字，东汉许慎在《说文解字·系部》中说："经，织也。从系，巠声。"清段玉裁在《说文解字注》中说："织之纵丝谓之经。"但在现存的殷商甲骨文中，并不见"经"及与其相关的"巠"字。

"经""巠"二字最早出现于周代的青铜器铭文中。如在西周的大盂鼎、毛公鼎上，有"敬雍德巠""肇巠先王令"；在西周中期的虢季子白盘上有"经维四方"等字样。按照郭沫若的研究，"巠""经"本是一字。"巠"是早期的字，"经"是后起的字，但"巠"在字形上象织机的纵线形，字义应为丝，而不是川。在青铜器铭文中，"经"的释义已从纵丝的本义引申为"经维四方"，即经营的意思。

将"经"视为"经典"或"经籍"，是在战国时期出现的。如墨家学派的《墨子》一书中就有《墨经》，法家学派李悝的著作叫《法经》，道家学派的《老子》一书也称《道德经》，而且，儒家的基本典籍"六经"之名也已出现。但当时"六经"是被各家各派所普遍认同的官府保存的古代典籍，还不是儒家学派的专利。如《庄子·天下》说："古之人其备乎！……其明而在数度者，旧法、世传之史尚多有之。其在于《诗》《书》《礼》《乐》者，邹鲁之士、搢绅先生多能明之。《诗》以道志，《书》以道事，《礼》以道行，《乐》以道和，《易》以道阴阳，《春秋》以道名分。其数散于天下而设教于中国者，百家之学时或称而道之。"

秦始皇统一六国后，禁止"私学"，以吏为师，只许士人学习秦朝的法令制度，但朝廷仍有博士官和儒生。西汉初期，治国思想上信奉的是黄老学说，推崇无为之治，对儒家并不重视。文帝、景帝时，儒家学说渐被重视，长于治某经的儒生也被延立为博士，但当时的博士并不是儒家专有。直到汉武帝"罢黜百家，表彰六经"，立"五经博士"，《诗》《书》《礼》《易》《春秋》这些儒家的基本典籍成为封建政府"法定"的"经典"。从此以后，"经"开始专门指谓封建政府"法定"的部分儒家典籍。

在中国封建社会漫长的历史发展中，"经"的领域在不断扩大，经师们对于"经"的解释也并不相同，曾出现"五常说""专名说""通名说"和"文言说"等四种代表性观点。

"五常说"最早由汉代儒家提出，以"五常"与"五行"相配，用"五常之道"解释"五经"，"经"即"常""常道"之义。如，《白虎通·五经象五常》说："经所以有五何？经，常也，有五常之道，故曰'五经'。《乐》，仁；《书》，义；《礼》，礼；《易》，智；《诗》，信也。"

"专名说"是晚清时期今文经学派的龚自珍、廖平、康有为等人的观点。他们认为，"经"只是孔子著作的专称，孔子以前不得有经，孔子以后的书籍也不能称经。孔子弟子门人所述的叫作"传"或"记"，弟子门人辗转相传的叫作"说"。也就是说，除"六经"之外，其余不得称

"经"。

"通名说"是晚清古文经学派章太炎的观点。他认为，"经"的本义就是"线"，即古代用来装订书籍的"韦编"。"经""传""论"之间性质不同，绳线连贯的称为"经"，簿书记事的称为"专"（传），比竹成册的称为"仑"（论）；三者长短也不同，据说"经"的竹简长二尺四寸（汉尺）或一尺二寸，"论"长八寸，"传"则六寸簿。这样，"经"成了群书的通称。兵书、法律、教令、史书、地志、诸子都可称为"经"，并不能为孔子"六经"所专有。

"文言说"由晚清时期古文经学派刘师培提出。他认为，中国文学以骈体文为"正宗"，而骈文源于《周易》的"文言"，因此，凡是骈文体的书籍，都可称为"经"，"六经"文章大抵就是广义的骈文，即所谓的"文言"。

上述四种观点，"五常说"训"经"为"常"，将"经"比作"常道"，可见西汉以降对以孔子为宗师的儒家书籍的尊崇，此时"经"已成为封建政府"法定"的"经典"。"专名说"是今文派的一种主张，"通名说"和"文言说"则是古文派及其派生的古典文学学派的主张。今文派把"经"的领域仅限于孔子的著作，过于狭窄，而且其认定的典籍是否为孔子所"著"也是问题。古文派把"经"视为群书的通称，又失之宽泛。一般说来，"经"的含义并不囿于今文派所说的"五经"，"经"的领域在历史发展中曾扩大为"七经""九经""十二经""十三经"，但"经"也不可如古文派所称泛指群书。

从"经"的含义的历史演变看，"经"字作为书籍的指称出现于战国时期，但当时并不局限于儒家书籍。自西汉中叶后，儒家的部分典籍被政府"法定"为"经典"，"经"的含义开始固定下来，成为封建政府"法定"的部分儒家书籍的专称。但在广义上，"经"也可指称包括儒经在内的一些被崇奉为典范的著作和宗教典籍，如，汉代桑钦撰的《水经》、陆羽撰的《茶经》，以及佛教的《大藏经》《坛经》，道教的《南华真经》《玉皇经》等，都以"经"命名。但这些儒家学派以外的典籍，虽然也可称为"经"，但在"经"前都要冠有标识，即"×经"或"××经"，而不能直接称为"经"，就是说，它仅在某一学科或某一学派中具有"经"的地位，而并不像儒家典籍那样被全社会承认为"经"。

"经"的特征

作为"经学"的"经"，含义是狭义的，即专指由封建政府"法定"的、以孔子为宗师的儒家所编著的书籍的通称。这种狭义的"经"，在内涵上有三个基本特征：

首先，"经"是封建政府"法定"的古代儒家书籍，随着封建社会的发展和统治者的需要，范围逐渐扩大。汉武帝"罢黜百家"，设立"五经博士"，《诗》《书》《礼》《易》《春秋》"五经"被政府"法定"下来。由于汉代"以孝治天下"，再加上孔子的崇高地位已经确立，所以到了东汉，《论语》《孝经》"升格"为"经"，形成"七经"。到唐代，政府颁行《五经正义》，作为科举取士的标准，明经科中又设"三礼"（《周礼》《仪礼》《礼记》）、"三传"（《左传》《公羊传》《穀梁传》），连同《易》《书》《诗》，遂有"九经"；到唐文宗开成年间，《尔雅》入"经"，连同《论语》《孝经》，与"九经"合称"十二经"。到了宋代，《孟子》地位上升，由"子"升格为"经"，"十三经"最终确定。同时，宋儒把《礼记》中的《大学》《中庸》单独抽出来和《论语》《孟子》配为"四书"，于是有了"六经、语、孟"相提并论之说。明成祖永乐十二年（1414），"御敕"《五经四书大全》"颁行天下"。清朝康乾年间又将这些经书多次"御纂""钦定"。可见，"经学"的"经"是封建政府"法定"的古代儒家书籍，它的范围是随着封建统治的需要而不断扩大的。

其次，"经"是以孔子为宗师的古代儒家的书籍，它不仅是封建政府

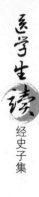

"法定"的，是合法的"经典"，而且是在所有合法的书籍中挑选出来的。秦汉以后的儒者编著的书籍不称为"经"，就是秦汉以前的儒家书籍，不是得到孔子"真传"的，也不能称为"经"。如，战国时期，"儒分为八"，这些儒家有的也曾编著书籍，如《子思》《曾子》《孙卿子》（即《荀子》）等，也未被尊称为"经"。至于西汉以后儒家的释"经"之书，也不能称为"经"，而只称为"注""笺""解""疏"等。所以，不是所有儒家编著的书籍都可称为"经"，也不是所有流传下来的政府认为合法的书籍都可称"经"。"经"只是从古代儒家书籍中挑选出来的一部分。

最后，"经"之所以被封建政府从所有合法书籍中挑选出来，"法定"为"经"，是由于这些书籍符合封建统治者的需要。它既是封建统治阶级用来进行文化教育和思想统治的主要工具，又是封建政府用来培养和选拔人才的主要准绳，堪称中国封建社会的合法教科书。

什么是"经学"

"经学"一词，最早出现在班固撰写的《汉书》中。《汉书·邹阳传》说："（邹）阳曰：邹鲁守经学，齐楚多辩知，韩魏时有奇节，吾将历问之。"另外，《汉书·儿宽传》中也有儿宽"见上（汉武帝），语经学，上说之，从问《尚书》一篇"。

那么，什么是"经学"呢？"经"自汉武帝"罢黜百家，表彰六经"后，成为封建政府"法定"的儒家典籍的专称，因此，在知识形态上，"经学"不是泛指对所有学派的经书进行训解或阐述的学问，而是儒家学派的专利，仅指对儒家经典的训解或阐述。先秦诸子各家学派中也有对于经典的传注或解说，如道家的《道德经》，据《汉书·艺文志·诸子略》著录，就有《老子·邻氏经传》《老子·傅氏经说》等训解，墨家的《墨经》就有《经说上》《经说下》的解说，但这些都不能称为"经学"。

"经学"只为儒家学派所专有，其他学派不得分享。

"经学"为儒家学派所专有这种局面的出现，主要归因于封建统治的需要。汉初遵循秦制，设博士数十人，以备皇帝咨询。儒家与诸子百家一样，皆立学官，置为博士。但汉武帝即位后，先后采纳董仲舒、公孙弘的建议，罢黜诸子百家的博士，专立"五经"博士，并设立博士弟子，作为读书人进入仕途的阶梯。这样，就使儒家的典籍成为法定的唯一经典，使儒家的思想从先秦"百家争鸣"中的一员变为封建国家的官方意识形态，定于一尊。

但是，封建社会自身是不断变动的，封建王朝也不断更替，写定了文本的儒家经典怎么能够随着封建社会的变动而适应不同时期的统治需要呢？这就要求儒者根据不同时代的需要对儒家经典进行不断训解或阐述，"经学"正是在这种背景下出现并随着历史的发展而不断演变的。

首先，同一部儒家经典，通过不同的阐释，也就变成了不同的经，从而发挥不同的作用，适应不同时期不同层面的政治需要。如，同一部《春秋经》，就有左氏、公羊、穀梁三家不同的传，因而《春秋》又分为《左氏春秋》《公羊春秋》《穀梁春秋》，彼此间有时甚至闹到势不两立的地步。又如，同一部《诗经》，有今文与古文的分别，今文又有《齐诗》《鲁诗》《韩诗》之别。究竟哪一部代表真的《春秋》或《诗经》呢？这就需要对经典进行不同的阐释。而随着经典的阐释和解说，"经"的数量从汉代的"五经"，到唐代变为"九经"，到宋代则变成"十三经"，经学的规模与范围随之扩大。因此，经学的发展与封建统治有着密切的关系，它与中国封建社会的发展可谓如影随形，相与始终，对中国古代社会产生了深远的影响。

将"经学"理解为对于儒家经典的训解或阐述的学问，是从知识形态的角度对"经学"内涵的揭示。但若将"经学"仅仅理解为经典解说的知识形态，则并不能真正把握"经学"的独特性质和内涵。因为，作为"经学"基本典籍的"六经"，经过孔子的整理编订，已不仅仅是一种文献上的知识体系，更重要的是，孔子要通过这种知识体系去传承华夏民族自唐虞历夏商直至西周以来逐步形成的"圣王"之道。这种"圣王"之道，正是华夏先民在漫长的历史发展中形成的民族文化生命精神的独特体现，它最终不是落实在理论上，而是落实在践履，即德行的层面上。因此，经学最本质的内涵并不是现代学科体系下知识形态的"理论问题"，而是围绕成圣追求的"实践形态"的学问。

经学这种独特的实践内涵，在孔子的教学中就已有揭示。《论语·述而》说："子以四教：文、行、忠、信。"《论语·先进》也记载孔子以德行、言语、政事、文学四类划分爱徒，这也就是后世所谓的孔门"四科"。在"四教"或"四科"中，对于经典的解说仅仅相当于其中"文"的范畴。而相比于"四教"中的"行"，"文"的地位明显逊色。对此，孔子曾说："弟子入则孝，出则弟，谨而信，泛爱众，而亲仁。行有余力，则以学文。"（《论语·学而》）孔子显然更重视践履的"行"。

在《论语·先进》中，孔子对于"德行"一科的颜回等人也是赞不绝口，而对"文学"一科的子游、子夏则颇有微词，这进一步体现了孔子虽以经典为教，但经典解说层面的"文"显然不是经典传承的主旨，它的主旨是在践履的"德行"层面。

孔子之后，荀子对经典研习的宗旨进行了第一次明确揭示。在《劝学》中，他说：

学恶乎始？恶乎终？曰：其数则始乎诵经，终乎读礼；其义则始乎为士，终乎为圣人。真积力久则入，学至乎没而后止也。故学数有终，若其义则不可须臾舍也。为之，人也；舍之，禽兽也。故《书》者，政事之纪也；《诗》者，中声之所止也；《礼》者，法之大分，类之纲纪也，故学至乎《礼》而止矣。夫是之谓道德之极。《礼》之敬文也，《乐》之中和也，《诗》《书》之博也，《春秋》之微也，在天地之间者毕矣。君子之学也，入乎耳，著乎心，布乎四体，形乎动静，端而言，蠕而动，一可以为法则。小人之学也，入乎耳，出乎口，口耳之间则四寸耳，曷足以美七尺之躯哉？古之学者为己，今之学者为人。君子之学也，以美其身；小人之学也，以为禽犊。

在这段论"学"的文字中，荀子用"数"与"义"的范畴对经典的研习做出了路径与目标的区分。其中，"数"为治学的路径，是"始乎诵经，终乎读礼"，即从《书》《诗》入手，或读《春秋》，或学《乐》，最终以《礼》统摄。由此达到的"义"，即儒者治学的宗旨或目标，则是"始乎为士，终乎为圣人"。不仅如此，荀子还指出，尽管研习的经典数量与内容是有限度、有止境的，即"学数有终"，但对圣人境界的追求则是无止境的，即"学至乎没而后止也。……其义则不可须臾舍也"，从而赋予了成圣追求的永恒性意蕴。

在荀子看来，为实现"成圣"的目标，在研习经学时，士君子不应停留于"入乎耳，著乎口"的听讲层次，而应该内心觉悟，身体力行，最终落实在德行与践履上，这才是所谓"君子之学"。经学具有"美其身"的功能，注重践履和德行的特征昭然若揭。

到汉武帝"表彰六经"，开启经学时代后，两汉的今古文经学虽然都很重视经典解说，但仍然是将德行层面的践履视为经学的本质内涵。如，东汉权威的经学"百科全书"《白虎通·五经》在解释孔子为什么"定五经"时，说："孔子居周之末世，王道陵迟，礼乐废坏，强陵弱，众暴寡，天子不敢诛，方伯不敢伐。闵道德之不行，故周流应聘，冀行其圣德。自卫反鲁，自知不用，故追定五经以行其道。"将五经的主旨规定为"行道"与"行其盛德"。它还进一步指出："人情有五，性怀五常，不能自成，是以圣人象天，五常之道而明之，以教人成其德也。""五经"学习是"成其德"，显然不是纯粹的知识学习，而是要将经典学习落实到自觉的成德实践之中。

到宋代，儒家学者标榜上承孔孟"绝学"，主张圣人传"心"，强调

"精体实践"，体用合一，在经学内涵上提出"体""用""文"的三分。"体"，即经学所传承的圣人之道；"文"，即经典解说层面的知识凭借；"用"，则是立足于圣人之道而实现成己成物。这种对于经学内涵三分的认识，同样凸显了经典解说不是经学的全部，经学主要的内涵在于践行而进德的"体"与"用"层面，即"德行"的践履上。

根据体、用、文三分的经学内涵，宋儒还对孔门"文、行、忠、信"的"四教"进行了新阐释。在宋儒以前，"四教"中的"忠、信"多被认为是就外在的行事而言，但自程颐以后，宋儒普遍将"忠信"并称，并视其为"文""行"之"本"，从而将孔门"四教"变成了三部分，且主次分明，内外有别，经学由行进德的实践内涵也就揭示得更为明显。

从先秦的孔孟荀，到两汉经师，再到宋代的程颐、朱熹等儒家学者，无不强调孔门"德行"一科，强调经学的"精体实践"特征。因此，经学的内涵虽然包括经典解说的知识形态，但这涉及的仅仅是经学的"文"的层次，即在理论形态上的治学路径和方法问题，远没有揭示出经学在实践层面上"终乎为圣人"的宗旨与目标。但自近代以来，从知识形态的角度来揭示经学的内涵却已成为学术界的基本观点，即认为经学就是对儒家经典进行注释解说和阐发经义的学问。这种经学观以知识形态取代了经学最为核心的实践形态，以偏概全，歪曲了经学的本真面貌。

经学内涵上出现这种以偏概全的错误认识，主要根源于近代以来西方学术的知识论立场。在近代西学知识论立场上，中国现代学术逐渐建立。因此，在以知识论为特征的现代学科视野下，作为客观的认识对象，经学遂被看作是关于经典文本的考辨和解说，从而形成了这种知识形态的经学内涵观。但要回归中国古代学术的本真形态，就必须打破西学的知识论立场，只有这样，才能全面、准确地揭示经学的本质。

因此，从经学自身发展的历史出发，我们认为，经学是指通过对儒家经典的解说、阐述，在日用行常中实现对尧、舜、文、武等圣人之道精体实践以进德成圣的学问。这样理解的经学，不仅揭示了经学所含有的对于儒家经典的解说、阐述的知识形态特征，还进一步揭示了经学强调践履进德的独特实践内涵，体现了孔门"四教"重德行的实质和荀子所揭橥的"终乎为圣人"的经学目标，与经学的历史本真面貌相统一，避免了西方知识论立场在经学理解中的偏颇之弊。

自近代以来，学术界从知识形态的角度理解经学，把经学仅仅视为解说、阐发儒家经典的学问，也就特别强调经学的时代性和历史性特征，从而较普遍地认为，经学是封建社会的产物，随着封建社会的衰落和消亡而终结。但打破从知识论角度理解经学的限制，强调经学所具有的践履进德以成圣的实践本质就可以发现，经学在具有时代性和历史性特征的同时，还有更为重要的超越性和开放性的一面。

因为儒家所法的"圣王"有"尧、舜"与"文、武"之别，前者代表的是大同理想，这是儒家的最高纲领，后者代表的"小康"目标则是儒家的现实任务。而且，即便在封建专制制度下，经学的大同理想也还是被不少儒者所继承，如汉代的今文学家，他们在理论上提出了一整套关于社会平等的变革方案，在行动中也涌现了赵绾、王臧、眭弘等舍生取义的实践者，从而展现了经学所具有的超越性和开放性特点。

因此，以践履进德成圣为目标的经学，就不仅仅是封建社会的产物，它也可以与现代社会的民主、科学相结合，经由创造性的转化，提升公民的道德品质和理想境界，在现代社会实践中重新焕发新的文化生机与活力。

孔子与六经

"六经"——民族文化的源头活水

经学，作为解说、阐发儒家经典以进德成圣的学问，其基本典籍便是《诗》《书》《礼》《乐》《易》《春秋》，即通常所说的"六经"。而"六经"的传承则离不开孔子。

"六经"作为古代文献典籍，在孔子以前早已存在，那时被称作"六艺"。中国文明起源很早，在文献记载中，司马迁的《史记》以黄帝为开端，《尚书》则以《尧典》开端，但真正有文字记载的历史则从商代中期盘庚迁殷开始。这一时期留下了大量的甲骨文字。文字的出现，表明中华民族已经跨入了文明时代。到了公元前11世纪，周代殷而立，实现了一系列制度变革，由甲骨文和青铜铭文形成的文献记录也在不断增加，逐渐在周王室"学在官府"的教育形式下汇集形成了称为"六艺"的文献典籍。

据《周礼》记载，孔子以前的"六艺"有"小学"和"大学"之分，内容不尽相同。

"小学"，即贵族子弟的基础教育，教学的"六艺"是"礼、乐、射、御、书、数"。其中，"书"即文字，"数"即计数，二者相当于我们今天的语文和算术，是学习文化的基础知识；"礼"和"乐"是当时贵族从事政治与宗教活动的基础知识；"射""御"指射箭、驭车，是战争活动的基本技能。从内容看，小学"六艺"是对贵族子弟进行知识和技艺的教育和训练，以培养贵族统治所需要的能文能武的初级人才，不一定有固定的统一的课本。

所谓"大学"，《礼记·王制》说"大学在郊，天子曰辟雍，诸侯曰泮宫"，属于高等教育，基本课程有诗、书、礼、乐"四术"。对此，《礼记·王制》说："乐正崇四术，立四教，顺先王，诗、书、礼、乐以造士。"

与"小学"相比，"诗"是新设的，"书"不再是学习书写与造字原则的基础教育，而是读历史文献的训典之类；"礼"与"乐"也不仅是礼仪、音乐，还包括理论，因此，"大学"更多的是理论学习，需要基本的课本。从西周到春秋末期的数百年间，虽然各诸侯国教育制度变化多样，但以"诗、书、礼、乐"为主要课程的官学教育仍然存在。

在诗、书、礼、乐四门课程外，大学教育还包括《易》和《春秋》。关于后两门课程，马端临在《文献通考·经籍考一》中说："乐正崇四术以教士，则先王之诗、书、礼、乐，其设教固已久。《易》虽用于卜筮，而精微之理非初学所语；《春秋》虽公其纪载，而策书亦非民庶所得尽窥。故《易象》《春秋》，韩宣子适鲁始得见之。则诸国之教未必尽备。盖自夫子删定、赞系、笔削之余，而后传习滋广，经术流行。"

因此，"大学"课程合计共六门，在名称上沿用小学"六艺"之名，也称"六艺"。

大学"六艺"中，《诗》是古代的歌谣选集，它被列为第一门课，是因为当时诸侯国在政治、外交等活动上都往往用诗来应对。如，《左传》《国语》中屡屡见到在朝聘、会盟、酒宴等场合，人们引诗述怀、赋诗喻意，乃至冷嘲热讽、展开斗争。所谓"赋诗断章"（《左传·襄公二十八年》），"不学《诗》，无以言"（《论语·季氏》），就是指用诗来应对、比喻，在当时已成惯例。周王室也十分重视对民间诗歌的搜集与整理，定期派人到民间去"采风"，然后由太师整理编订。经历了长期的采集与编排，孔子以前已形成"风""雅""颂"三部分。据《左传》记载，鲁襄公二十九年，吴公子季札聘鲁，"观于周乐"，演奏的就有"国风""小雅""大雅""颂"，这与今天所见的《诗经》，在编次上已大致相同。

《书》是历史文献的选编。早在殷商时代就有典籍。在殷墟发掘的甲骨卜辞上，多有钻孔，并且有"册六"等字样。这说明典册的观念在殷商时期不仅存在，而且当时的巫史已经在尝试建立档案并加以分类了。到了周代，按《汉书·艺文志》的说法，有所谓"左史记言，右史记事，事为《春秋》，言为《尚书》"。周王室从收藏的典册中选取一些篇章，作为大学"六艺"中"书"的"教材"，供贵族子弟学习，这就是《书》的最早源头。

到春秋时代，诸侯割据后，"书"的教学内容已很不一致。如，楚庄王时楚大夫申叔时曾谈及这门课程的教学："教之令，使访物官；教之语，使明其德，而知先王之务用明德于民也；教之故志，使其废兴者而戒惧焉；教之训典，使知族类，行比义焉。"（《国语·楚语上》）这里，"令""语""故志""训典"，都是重要的典册文献。这些东西，都属于《书》的范围。

《礼》是从"小学"到"大学"都必须学习的课程。"礼"的意义在古代相当广泛，一般认为其起源于尊祖及祭祖活动，以后逐步扩大、规范和制度化，经历了夏、商、周三代的演化，有所谓"夏礼""殷礼"和"周礼"，汇集了一整套典章、制度、规矩和仪式。"夏礼""殷礼"的情况，在孔子时已无法确考。周王室则把"礼"奉为立国之本。如，"礼，国之干也"（《左传·襄公三十年》）；"礼，政之舆也"（《左传·襄公二十一年》）；"礼，王之大经也"（《左传·昭公十五年》）。这些记载都反映了当时社会对"礼"的重视。"小学"教育中的"礼"，主要教贵族子弟"执礼"，被视为日后成为"君子"的基本条件。"不学礼，无以立"。

到了"大学"，则从烦琐的礼仪制度中选取一些理论内容，以文献形式来教学。学"礼"，已不仅是要成为"君子"，更重要的是把礼作为统治的手段。"夫礼，所以整民也。故会以训上下之则，制财用之节；朝以正班爵之义，帅长幼之序，征伐以讨其不然"（《左传·庄公二十三年》）。

和《礼》一样，《乐》也是贯穿"小学"和"大学"的一门课程。由于课程内容的特殊性，"乐"一开始就与《诗》《礼》以及歌舞密不可分。《礼记·内则》说："十有三年学乐，诵《诗》，舞《勺》。成童舞《象》，学射御。二十而冠，始学礼，可以衣裘帛，舞《大夏》。"《乐》的教育不在于单纯的娱乐性情，更有重要的社会和政治效应。当时，从天子、诸侯、大夫到士，用乐都有规定，包括乐队的规模、舞队的人数、演奏的乐章、歌唱的诗篇等，这也是礼的体现，即权力、地位、等级的象征。孔子以前，"乐"有没有以文字形式表达的课本已很难确定。

据《礼记·王制》记载，乐正以诗、书、礼、乐"四术"造士，说明在早期的"大学"里，是没有《易》和《春秋》的，这两门课应是后来才增设的。

《易》原为上古筮书的泛称。《周礼·春官》说，大卜"掌三《易》之法：一曰《连山》，二曰《归藏》，三曰《周易》"。据说，《连山》为夏代易，《归藏》为商代易，但二者都不可见。流传下来的《周易》，最早可能萌芽于殷商之际。据现代研究发现，在甲骨卜盛行的商代已有筮占存在，从筮占到《周易》文本的形成，则经历了相当长的时间，其经文并非出于一人一时之手，当是长期积累的产物。据《左传·昭公二年》载，晋侯派韩宣子出使鲁国，"观书于太史氏，见《易象》与鲁《春秋》"。可见，至迟在孔子以前，《易》已被列入"大学"课程。

《春秋》泛指编年史书，作为一门课设置，约在春秋时代。我国编年史著作的起源很早，殷周时代，已设有史官，按年按月记录国家大事。孔子以前，编年史已是贵族的教科书。但各国史书名称不同，如晋国史书叫《乘》，楚国史书叫《梼杌》，鲁国史书专名《春秋》。因此，"春秋"

后来遂泛指诸侯国的各种编年史书。如墨子就说过"吾见百国春秋",并具体提到周、燕、宋、齐《春秋》。作为后世儒家经典的《春秋》,也就是鲁国编年史中的一种。大学开设"春秋"的作用,主要是使学子们了解上世历史。按申叔时的话是:"教之春秋,而为之耸善而抑恶,以戒劝其心。"(《国语·楚语上》)

总之,自殷商时期甲骨文出现,到西周以后,由于教育的需要而逐渐编集形成了《诗》《书》《礼》《乐》《易》《春秋》等大学"六艺"。"六艺"保存、汇集了中国远古至春秋时期逐渐形成的基本文化典籍,承载了中国先民自尧舜禹汤文武以来逐步形成的独特民族文化精神,堪称中国上古文明的结晶。作为民族文化的根荄和母体,"六艺"构成了民族文化历史发展的源头活水。没有"六艺",也就没有中国文化的历史发展;中国文化要认识自己的独特面貌和本质特征,就必须回到"六艺"之中。

孔子整理"六经"——民族文化生命的自觉

《诗》《书》《礼》《乐》《易》《春秋》的大学"六艺"承载了中国先民自尧舜禹汤文武以来逐步形成的独特民族文化精神。但在孔子之前,这种民族文化精神还是以文献形式处于一种自在的潜隐状态,而且,到孔子生活的春秋末年,周室衰微,礼崩乐坏,"六艺"之教已出现《礼》《乐》废弛,《诗》《书》残缺的衰颓现象。如果不对"六艺"的文献典籍进行及时的整理与保存,自上古以来逐步形成的民族文化典籍及其承载的民族文化精神就会有散失、中断以至湮灭的危险。正是在这种历史背景下,孔子通过他的文化活动成为中国文化史上最伟大的人物。

孔子,名丘,字仲尼,生于鲁襄公二十二年(前551),卒于鲁哀公十六年(前479),享年七十三岁,春秋时期鲁国陬邑人。孔子远祖为殷贵族,后居宋国,因避乱迁居鲁国。孔子之父叔梁纥做过鲁国陬邑大夫。

孔子三岁时，父亲去世，家道中衰。青少年时，他做过为人相礼、料理丧事的工作，也做过替人管理仓库的"委吏"、看管牧场的"乘田"。孔子自叙他"十五而志于学"，明确了学习的目的和方向。"三十而立"，开始独立地参加社会政治生活，并且打破"学在官府"的传统，开创私人讲学，促进了当时学术文化的下移。五十岁以后，孔子踏上从政道路，在鲁国做过中都宰、司空和司寇，还曾摄行相事。但因与当政者季桓子政见不合，弃官出走，开始长达十四年的周游列国活动。孔子在诸侯国宣传他的政治主张，但到处碰壁，颠沛而不得志。六十八岁时，孔子回到鲁国，除继续从事教育活动外，还潜心致力于古代文化典籍的整理工作，一直到他病逝为止。

孔子的一生，除了短期从政外，主要从事教育活动，身边聚集了大量门徒，逐渐形成了中国文化史上第一个学术文化流派——儒家学派。孔子在创立儒家学派的过程中，研究、整理《诗》《书》《礼》《乐》《易》《春秋》等"大学"六艺，并在"六艺"的研究整理中，形成"仁-礼"结合的思想体系，在中国文化史上产生了深远影响。

那么，孔子是如何整理"六艺"，形成了后世被尊称为"六经"的新"六艺"呢？对此，司马迁在《史记·孔子世家》中说：

"孔子之时，周室微而《礼》《乐》废，《诗》《书》缺。追迹三代之礼，序《书传》，上纪唐虞之际，下至秦缪，编次其事。故《书传》《礼记》自孔氏。古者《诗》三千余篇，及至孔子去其重，取可施于礼义，上采契、后稷，中述殷、周之盛，至幽、厉之缺。……三百五篇，孔子皆弦歌之，以求合《韶》《武》《雅》《颂》之音。礼乐自此可得而述，以备王道，成六艺。孔子晚而喜《易》，序《彖》《系》《象》《说卦》《文言》。读《易》韦篇三绝。……乃因史记作《春秋》，上至隐公，下讫哀公十四年，十二公。据鲁，亲周，故殷，运之三代，约其文辞而指博。"

　　根据司马迁的说法，孔子对《诗》《书》进行了"论次"，对《礼》《乐》予以"修起"，对《易》则是序《彖》《系》《象》《说卦》《文言》，也就是作了后世所称的《易传》，对《春秋》则是据鲁国旧史而修订。

　　由于时代久远与文献阙如，司马迁的说法并不完全准确，以至后世学者关于孔子与"六经"的关系提出了许多不同的观点，甚至出现了两种极端的说法：一种认为"六经"均为孔子所创作，另一种则完全否认孔子与六经的关系，认为"六经"古已有之，是世代相传的古代典籍，孔子并未对它们进行过加工整理。

　　联系文献史料及孔子的教育活动来看，司马迁的说法是基本符合史实的，即孔子在以"六艺"施教的过程中确实曾对《诗》《书》《礼》《乐》《易》《春秋》等上古文献进行过不同形式的收集、整理和编订工作，并将编订的新"六艺"作为教学内容传授给他的弟子，从而创立起影响深远的儒家学派。

　　到孔子生活的春秋末年，中国上古文明从传说中的"三皇五帝"，经夏、商、周三代沿革，已在长期的历史发展中形成了重要的文化成果。尤其是在殷周变革之际，作为附属国的小邦周取代殷商，文、武、周公等人形成了"以德配天"与"敬德保民"等重要思想，实现了道德理性的人文自觉，并通过制礼作乐，构建起以"亲亲、尊尊"为核心的嫡长子继承、封邦建国、宗庙祭祀和同姓不婚等一系列经济、政治、宗教与伦理制度。这种制度，也就是"周礼"。周礼的形成和确立，是中国上古文明的成就总结。依托于周礼，华夏民族才进一步摆脱蒙昧与野蛮而步入真正的文明社会。

　　孔子出生并主要生活在周礼保存比较完整的鲁国。他在周礼的学习中，对于周礼的意义有高度的认识。如，在《论语·八佾》中，他说："周监于二代，郁郁乎文哉！吾从周。"在《中庸》中："子曰：吾说夏礼，杞不足征也。吾学殷礼，有宋存焉。吾学周礼，今用之。吾从周。"在孔子看来，周礼是夏、商、周"三代之治"的总结，是上古文明的结晶，人们只有奉行周礼，才能得以成就为有教养的"君子"；国家只有按照周礼去做，才会永享太平。

但孔子生活的春秋末年，诸侯纷争，"礼崩乐坏"，社会动荡。面对"礼崩乐坏"的现实，孔子以学习、传播和恢复周礼作为自己毕生的志向，并赋予了其传承文明的崇高意义。"文王既没，文不在兹乎？"（《论语·子罕》）而在对周礼的研究和思考中，孔子逐渐形成了"仁 - 礼"结合的思想体系，揭示了周礼所承载的内在文化精神。"人而不仁，如礼何？人而不仁，如乐何？"（《论语·八佾》）人如果没有仁爱之心，礼乐制度又从何谈起呢？因此，孔子聚徒讲学，就是要通过他的倡仁重礼的思想学说，去传承尧舜文武周公以来的圣王之道和礼乐文化，重建和谐有序的理想社会。

以传承周礼所代表的上古文化传统和文化精神为己任，孔子以《诗》《书》《礼》《乐》《易》《春秋》为教学载体，对上古"六艺"文献进行搜集、删重、选编、论赞、修订等不同形式的整理编订。在整理编订的过程中，孔子作为编者，希望通过文献典籍来传道施教的编选思想和目的必然会有所体现。根据学者的研究，孔子的编选思想和目的具体表现在新"六艺"的三个特征上。

第一，"述而不作，信而好古"（《论语·述而》）。孔子编订的"六艺"都是来自古代文献，孔子坚持"信而好古"的态度，说自己"述而不作"，表明自己仅是一个传道者，是述先王之旧，而无自己的创作，因此，整理后的新"六艺"基本保留了原有文献的内容与风格。

第二，"不语怪、力、乱、神"（《论语·述而》）。周代虽然出现了"以德配天"和"敬德保民"等人文观念，但直到孔子生活的春秋末年，巫鬼信仰仍是支配社会生活的重要力量。这种社会现实在古代的"六艺"文献中必然留有印记。而孔子根据他对周礼内在文化精神的把握，在历史文化世界否定和排斥了鬼神、上帝等外在力量的主宰，形成了"不语怪、力、乱、神"的可贵精神。这样编订的新"六艺"就删削了古代文献中有关鬼神上帝之类的芜杂妄诞的内容，具有突出的人文道德理性色彩。

第三，着意表彰"仁""礼"思想。孔子整理"六艺"，目的是通过文献典籍来传承周礼所体现的圣王之道，而"仁"正是孔子发掘的圣王之道与周礼最为核心的内容和文化精神，因此，突出"仁"与"礼"的思想就成为整理"六艺"的总原则，贯穿于整理"六艺"的全过程。这不仅反映在记录孔子平时言论的《论语》中，"仁"与"礼"字就分别出现了109与72处；而且，在整个新"六艺"的字里行间，也都贯穿和体现着倡"仁"重"礼"的基本思想。

从孔子整理"六艺"时"信而好古"的态度看，新"六艺"保留了原有文献的文辞内容与风格，可以说是"述而不作"。但是，从孔子"不语怪、力、乱、神"和表彰"仁"、"礼"思想的角度看，孔子在保留原有"六艺"文献的同时，又大大发展了尧舜文武以来古代圣王之道的内在文化精神，删削了"六艺"中神秘怪诞的内容，突出了"六艺"中的"仁""礼"观念，使新"六艺"展现了尧舜文武以来华夏民族文化最独特的精神，凸显了浓厚的人文道德理性色彩。因此，孔子之于新"六艺"，就不仅仅是"述而不作"的整理编订，在"好古"之中更有自己的理解和阐释，实际是寓作于述，或者说以述为作，丰富了"述古"的内容，在这个意义上，孔子之于新"六艺"，是既"述"又"作"了。

上古"六艺"经过孔子的整理编订，成为儒家学派的基本经典。这种新"六艺"，到战国晚期开始被尊称为"六经"，但直到汉代，"六艺"与"六经"仍并称于世。在汉武帝罢黜百家、独尊儒术后，历代王朝竞相尊崇，把"六艺"视为"为万世垂法"的神圣经典，"六经"之名才完全取代"六艺"之称而流行于世了。

孔子整理"六经"及其对于"六经"的阐发和传授，在中国文化史上意义重大而深远，堪称中国文化史上最为恢弘壮观的文化盛举。

首先，通过孔子的整理编订，上古"六艺"开始定型化、规范化，避免了文化典籍的散失和湮灭，较为完整地保存了春秋以前的重要文献，使上古文化有了继续发展的条件。所以，章太炎说："追惟仲尼闻望之隆则在六籍"，"令人人知前世废兴，中夏所以创业垂统者，孔氏也"。[1]

其次，更为重要的是，孔子通过整理编订"六经"，突出周礼中内在的"仁"的思想，更使"六经"中承载的自尧舜以来的民族文化精神开始由潜隐走向显发，由自在变成自为，由晦暗转向敞亮，实现了华夏民族文化生命的理论自觉。

如果说华夏文化自有文献记载的唐尧时代至西周，已逐步形成了独特的文化精神和文化传统，那么，这种文化精神和文化传统还只是处于尚在塑造和形成中的自在形态，它是隐潜不彰，晦暗不明的。虽然到了西周时期，经过对前代文化的损益因革，文、武、周公制礼作乐，创设了"周礼"，文化发展已达到相当的高度，但是，作为具体的制度文化，"周礼"以其具体性和历史性特征，还不具有普遍和超越的文化意义。只是经过孔子的阐发，"周礼"中内在的"仁"的精神才得到揭明，而且，"仁"不仅贯穿于"周礼"，也是贯穿于尧舜禹汤等历代先圣文化创制活动的内在精神。这样，"仁"就成为贯穿于尧舜禹汤文武周公以来华夏民族文化的根本精神，具有了普遍与超越的价值意义。以"仁"的精神为内核，"圣王之道"的历史文化传统才得以在上古历史一千多年漫长而隐晦的道路上彰显与明朗。

"仁"的文化精神和文化传统一经孔子的阐发而获得思想的自觉，恰如长夜之灯，将此前漫长的文化历史发展通透和凝贯为一个有机统一的整体，尧舜禹汤文武周公等历代圣王的文化创制实践由此契接而统贯，统一的民族文化大生命遂彰著而显现。随着民族文化生命的自觉，华夏民族成为具有自觉的民族文化认同和民族文化使命的民族。"何事于仁，必也圣乎！"（《论语·雍也》）践仁成圣的独特民族文化精神赋予了中华

---

① 章太炎《诸子学略说》，广西师范大学出版社 2010 年版，第 132 页。

民族伟大崇高的文化理想，华夏民族的历史发展也从此步入文化生命和文化理想的自觉实践历程。

经过孔子的整理与传授，"六经"成为我国流传下来的最早的文献典籍。这些古代典籍作为华夏民族在春秋以前历代文化累积的总汇，成为民族文化历史发展的源头活水，因而它们也被称为中国文化的"元典"。而孔子，通过"六经"的整理和"仁"的精神的阐发，就使自尧舜禹汤以来尚在塑造和形成中的民族文化精神得到了思想上的最终确立和呈现，他也由此成为华夏民族文化精神与文化传统塑造与形成过程中伟大的揭示与塑造者，在民族文化发展中占据着继往开来的中心角色。所以，现代著名史学家柳诒徵说："孔子者，中国文化之中心也。无孔子则无中国文化。自孔子以前数千年之文化，赖孔子而传；自孔子以后数千年之文化，赖孔子而开。"①

---

① 柳诒徵《中国文化史》，上海三联书店 2007 年版，第 238 页。

经学的兴盛与流变

经学的开辟与早期传承

孔子整理和传授"六艺"，是经学的开辟时代。经过孔子的整理编订，传统"王官之学"的"六艺"，一变而成为儒家"私学"的新"六艺"。在长达四十年左右的教育活动中，孔子施行有教无类，弟子三千，"身通六艺者七十有二人"，使"六艺"之学获得了广泛的传播。新"六艺"作为儒家学派的教科书，成为儒家学派的基本典籍。

孔子去世以后，七十子之徒均为"身通六艺者"，研习和传授"六艺"成为儒家学派传承发展的重要任务。其中，孔子及门弟子子夏，名列孔门"四科"中"文学"之最，兼通"六艺"。孔子死后，他至魏国西河讲学，"如田子方、段干木、吴起、禽滑釐之属，皆受业于子夏之伦"（《史记·儒林列传》），他还做过魏文侯的老师。自汉代以来，学者大多认为在孔门弟子中，子夏是大部分儒经的最初传授者。

战国中期，孟子成为"兼通六艺"的重要人物。在游说诸侯不见用之后，他告别政治生涯，"退而与万章之徒序《诗》《书》，述仲尼之意"（《史记·孟子荀卿列传》）。除《诗》《书》以外，孟子还十分重视《春秋》，他提出"《诗》亡然后《春秋》作"，突出强调"孔子作《春秋》"，

37

将孔子自己说的"述而不作"最先改成"作"。孟子在"传经"上关注的重点，集中在确立由孔子到他自己的"道统"上，而不太注意注解章句和综核古事，这一特征为后来宋代理学家所继承和发扬。

战国晚期，"传经"最有贡献的是荀子。荀子博学多才，在齐国"稷下学宫"三为"祭酒"，在当时的诸多学者中"最为老师"，被尊称为"卿"。荀子兼通诸经，在"传经"上的功绩超过了子夏和孟子，其影响直至汉初，具有总汇以往"六艺"，开启未来经学的重大意义。

总体来说，孔子殁后，"六艺"传承主要来自子夏和荀子。伴随着战国时期儒家"六艺"之学的早期传承，儒学获得了新发展，并同时出现了一批新论著，如《论语》《周礼》《礼记》《易传》，它们后来也成为儒家的经典。

但战国时期，"六艺"之学并非儒家专有，战国的诸子也大多出入于经典，所谓"诸子为经籍之鼓吹"（《隋书·经籍志》）。而且，最先把"六艺"称为"六经"的，不是儒家学者，而是出自当时道家的《庄子》。不仅如此，作为中国第一篇学术史专论的《庄子·天下》，更明确地指出：作为"先王之陈迹"的"六经"，并非儒家一派所享有的专利，其学术思想也被当时的各家各派所分享，以至成为百家争鸣的热门话题。战国诸子将"六经"视为古代道术之总汇，无疑也促进了"六经"的研习和传承，但与儒家相比，其传承"六艺"之功是第二位的。

汉武更化与经学时代的确立

公元前 221 年，秦灭六国，建立起第一个中央集权的封建王朝。秦王朝建立后曾立博士官掌《诗》《书》、百家言，参与朝政，为儒学的用世展现了一定机缘。但秦始皇为强化专制集权统治，于公元前 213 年采纳了丞相李斯的"焚书"之议。"史官非秦记皆烧之，非博士官所职，天下敢有藏《诗》《书》、百家语者，悉诣守、尉杂烧之。有敢偶语《诗》《书》者弃市。……所以不去者，医药、卜筮、种树之书。若欲有学法令，以吏为师。"（《史记·秦始皇本纪》）翌年，又因方士和儒生对其发表不满言论，捕捉方士、儒生四百余人，坑杀于咸阳。"焚书""坑儒"使得"六经"典籍受到很大破坏。当时朝廷藏书之府由"博士官所职"，所以"秦火"之余还存有少量《诗》《书》等典籍。但公元前207年，项羽兵进咸阳，烧秦宫室，秦秘府所藏之书也全被烧光。经过这两次浩劫，"六经"典籍遭到极大摧残。此后，《诗》《书》等典籍尚能传之于后，一是出于汉初儒者的记忆和口传，二是民间还藏匿若干旧籍。

汉王朝建立初期，儒者不被重用。但在郦食其、叔孙通等儒生的影响下，刘邦对儒学有利于统治的作用有所认识，不再限制儒学，儒学对统治阶层的影响逐步强化。刘邦去世前一年，路经鲁地，用牛羊豕三牲全备的"太牢"祭祀孔子，开历代帝王尊孔祭孔的先例。到惠帝四年（前191年），秦"挟书律"废除。文景时期，"大收篇籍，广开献书之路"（《汉书·艺文志》），民间藏匿的儒家经籍也陆续重现，并得到初步的整理和传授。这些经典大多为当时通行的隶书传写，因此后世称之为"今文经"。除了"今文经"，一些用秦王朝以前东方六国文字所写的"古文经"也陆续出现。

随着儒学势力的恢复，与汉初占据统治地位的黄老之学的矛盾尖锐起来。景帝时，儒生辕固生因讥刺《老子》一书为"家人言耳"，即非"王官之学"的普通私家之言，惹得笃信黄老的窦太后勃然大怒，罚辕固生至兽圈和野猪搏斗，几乎丧命。儒道两家在政坛上的争斗一直持续到汉武帝继位以后。

汉景帝后元三年（前141），十六岁的刘彻继位，是为汉武帝。刘彻即位时，汉王朝社会经济已从汉初凋敝境况中复苏并转入全面繁荣。政治上，异王势力也基本被翦除殆尽。社会经济政治的进步必然导致思想领域的深刻变革。主张积极入世的儒家思想取代"清静无为"的黄老之学已成为统治思想转变的必然趋势。

汉武帝即位后不到一年，即批准了当时丞相卫绾"罢黜百家"的动议："所举贤良，或治申、商、韩非、苏秦、张仪之言，乱国政，请皆罢。"（《汉书·武帝纪》）卫绾上奏中虽仅举法、纵横两家，实际上包括了儒家以外的一切诸子学说，本质上是要以儒家思想来取代黄老之学。

建元五年（前136）春，汉王朝正式设置《诗》《书》《礼》《易》《春秋》"五经博士"。之所以置"五经博士"，是因为经过"秦火"后，当时通行的以今文传写的"六经"中，《乐经》已不存在，"六经"典籍只有"五经"实存。①

"博士"，是古代学官的名称，到战国时期已有博士官设置，齐国又称"稷下先生"。秦统一六国，博士多至七十人。汉承秦制，仍置博士，到文帝时，博士已达七十多人。早期的博士并不限于儒家，"六经"与诸子百家以至方技旁门等皆有博士，主要承担"掌通古今"以备皇帝咨询的顾问职责。但汉武帝置"五经博士"后，博士开始由驳杂不一、"通古今"的顾问官纯化为专经博士，所宗的仅仅是作为上古"王官之学"的"经学"。所谓："六学者，王教之典籍，先圣所以明天道、正人伦、致至治之成法。"（《汉书·儒林传》）包括儒家在内的诸子百家都属"子学"，与王官之学的六艺有别，所以，在通"五经"外的百家传记博士都遭罢黜。如，当时属于儒家的《孟子》博士，因不属"五经"，同遭罢黜。但与道、法、阴阳等诸家相比，儒家由于"游文于六经之中，留意于仁义之际，祖述尧舜，宪章文武，宗师仲尼，以重其言，于道最为高"（《汉书·艺文志·诸子略》），以传经而传道，而独出于百家之上，所以，由"宗经"必然导致"尊儒"，从此，博士的增列和争论就局限于儒家所重的经籍之内了。

---

① 当然，这是古文经学家的观点。今文经学家认为，《乐经》本来就不是独立存在的，它的内容包括在《诗》与《礼》之中，儒家"六经"实际上只有五经。

建元六年（前135），推行黄老思想的窦太后死去，汉武帝摆脱了束缚，"绌黄老刑名百家之言，延文学儒者数百人"（《史记·儒林列传》）。第二年，汉武帝诏举贤良对策，"欲闻大道之要、至论之极"，提出了何种"大道"可以成为封建统治根本思想的理论任务。董仲舒上"天人三策"，倡议复古更化，提出以儒家思想作为封建统治思想的重要变革。

首先，董仲舒据《春秋》指出，"王者欲有所为，宜求其端于天。天道之大者在阴阳。阳为德，阴为刑"，"王者承天意以从事，故任德教而不任刑"。将君权与神权相结合，强化了封建统治的神圣性，同时由天道论证了以仁德精神为核心的"圣王之道"的合理性。在此基础上，董仲舒揭示了秦王朝崇法重刑的"亡道"。汉继秦后，必须变革秦制，实行"更化"。所谓"更化"，就是以儒家的德政——"圣王之道"变革秦制以来的恶俗，即以儒家思想取代秦王朝的法家思想及汉初的黄老之学，以承接尧舜三代以来的民族文化生命和文化精神。此种"更化"，在复古的形式中表现出革秦旧弊的创新精神。

关于如何"更化"，董仲舒强调"大一统"。《春秋》大一统者，天地之常经，古今之通谊也。今师异道，人异论，百家殊方，指意不同，是以上亡以持一统，法制数变，下不知所守。臣愚以为诸不在六艺之科，孔子之术者，皆绝其道，勿使并进。邪辟之说灭息，然后统纪可一，而法度可明，民知所从矣。"（《汉书·董仲舒传》）为"罢黜百家，独尊儒术"提供了坚实的理论论证。

董仲舒的复古更化受到武帝的认可，儒家思想至此正式被确立为封建社会的统治思想。元朔五年（前124），汉武帝继设置"五经博士"后，允准博士官置正式弟子五十人，并经考核选拔为官。这样，一套为研究经典、培养儒生的完整制度开始形成。

汉武帝"罢黜百家，表章六经"，立"五经博士"，置"博士弟子员"等一系列更化举措的施行，标志着"经学"的正式确立，中国历史上持续长达两千年之久的"经学时代"正式开启。

经学的确立，除了确立了中国两千多年封建社会的统治思想这一最重要之处，在中国历史上还有着多方面的重大且深远的意义。

第一，"经"名的确立。"六经"之名虽在战国时期《庄子》中已经出现，但直至汉武帝时，更为通行的称谓是"六艺"。但自汉武帝设置"五经博士"，《诗》《书》《礼》《易》《春秋》成为"法定"经典，其书名便添上了"经"字，成为《诗经》《书经》《礼经》《易经》和《春秋经》。从此，"五经"被定为"群籍之首"，成为历代公认的中华民族的元典。任何一种图书分类，都必须将"五经"冠于首位。此后两千余年中，"五经"成为封建统治思想最基本的文本依据，上自朝廷的诏令奏议，下至士人的著文发言，都需援引经文作为立论根据。"引经据典"成为中国历史上一种独特的政治和文化现象。

第二，标志着中华民族文化自唐虞三代以来第一次综合发展与回归民族文化传统过程的完成。"六经"，作为三代学术文化总汇的"王官之学"，官师政教是合一的。到春秋末期，"礼崩乐坏"而"官失其守"，于是"学术下移"，孔子首创"私学"，开创儒家礼乐传统，随后，"诸子蜂起，百家争鸣"，上古王官之学由一化多，"是故内圣外王之道，暗而不明，郁而不发"，"百家往而不反……不见天地之纯，古人之大体，道术将为天下裂"（《庄子·天下》）。迨至战国末年，"百家争鸣"已近尾声，学术思想出现"百虑而一致，殊途而同归"的汇归趋势。秦始皇、李斯在文化政策上提出"别黑白而定一尊"，但以法为教，远悖王官之学，后经汉初黄老之学的过渡，到汉武帝复古更化，"罢黜百家，表章六经"，"六经"重新占据中国历史文化发展的"官学"地位。以"六经"为主干，以及对这些经典的阐释训解，就构成了经学。经学的确立使民族文化自战国诸子以至秦汉的曲折分化历程而重返于尧舜三代以来所累积的文化传统，标志着自唐虞三代以来民族文化第一次综合发展和回归文化传统过程的完成。

第三，儒家正统地位的确立。儒家在先秦虽号称"显学"，但也仅是诸子百家中的一派。汉武帝立"五经博士","罢黜百家",由"宗经"而"尊儒",因为"六经"主要赖儒家而传承。虽然"罢黜百家"仅限于官学范围,只是政府不立"百家"的博士官,举贤良方正、俊异茂材时不取"百家"之言,并没有在社会上禁绝各家的著作和思想,但经学的确立毕竟使儒家的地位与诸子百家相比具有明显优势,后又通过"博士弟子员"的设置进一步把持了文化教育领域,对封建统治产生了重大作用。

第四,中国封建时代的教育制度和文官制度得以确立。汉武帝立"五经博士","兴太学"与置"博士弟子员",一套以儒家思想为指导,以研究经典、培养和选取儒士为基本内容的封建教育制度开始形成。汉王朝自元朔五年正式设立太学,置博士弟子员五十人,以后逐渐增加,至东汉末已有太学生三万人。另外,朝廷置博士弟子员后,博士弟子经过考核可选拔为官,被列为仕途正式的出身。这样,文学入仕开始代替以前的世袭任官与买官任职,儒家士子在政治上逐渐取代原先的军人与商人阶层两大势力,于是中国封建时代的文官制度得以确立,士人政府由此造成。"自此以来,公卿大夫彬彬多文学之士矣"(《汉书·儒林传》)。这种"学校学儒经,官吏皆儒生"的教育制度和文官制度,使得唐虞三代以来的学术文化对于政治的指导得以加强,中国封建政治一改秦制以法为教、以吏为师所体现的抑低学术、贬斥道义的精神,而致力于唐虞三代以来的以学术文化指导政治,以政治转移社会,唐虞三代的"王道政治"成为历代封建教育和封建政府标榜的努力目标,使中国历史发展洋溢着一种积极进取的文化使命意识与文化理想精神。

经学的流变与派别

经学自汉武帝时期正式确立,直至清末民初两千余年,经历了确立、发展、变异、消解和终结的复杂过程。

汉初，各种以当时通行的隶书传写的"五经"帛书即今文经出现。对今文经进行的章句训诂与经义阐说就成了后世所谓的"今文经学"。汉武帝立"五经博士"，原先在地方传授的今文经学由民间私学变为朝廷官学，使儒家思想成为中国封建社会占统治地位的意识形态。

自秦汉大一统封建帝国开创后，传承唐虞三代文化传统的儒家思想之所以能够取代法家和黄老道家作为统治思想，根本原因在于儒家经学中的纲常名教、宗法等级秩序及以德化民等各种关于社会政治伦理规范的学说，适应了封建统一帝国的长远需要。以董仲舒为代表，把儒家今文经《春秋公羊传》与战国以来阴阳家的"五行"学说、汉初黄老"无为"及法家的刑名法术等思想相整合，再加入《尚书》的《洪范》五行"、《周易》的"阴阳卦气"、《礼记》的"明堂阴阳"等，构造出一个"天人感应"的神学目的论体系，为封建统治者提供了一种思维模式和理论形态，也表述了他们的利益追求，适应了统一帝国的需要，从而为汉代统治者所接受。

汉代今文经学主要依靠博士制度传承。汉武帝初置"五经博士"，按每经一位博士传授经典，如《书》经由欧阳生传授，《易》经由杨何传授，《春秋》经由公羊寿传授等，在传授中就形成了各种"师法"。随着经典传承的发展，受业的博士弟子以后又自成一家之学，又形成了所谓的"家法"。随着博士人数的增多与"师法"与"家法"的出现，同一经典衍生出许多不同的解说。

为了评议经义异同，维护封建礼制，汉宣帝在甘露三年（前51）召开了石渠阁会议，以"法制"形式对经义异同进行决断。会议结束后，博士定额增至十二位，其中除《礼》经仍是后仓一家博士外，其他各经都出现了多家博士，如，《书》有欧阳氏与大小夏侯三家，《易》有梁丘氏、孟氏和施氏三家，《春秋》除公羊春秋博士外，又立穀梁春秋博士。十二博士的设置，标志着今文经学的高度繁荣。

西汉后期，在官方的今文经学繁荣的同时，原先发现的《古文尚书》《逸礼》《周官》《毛氏诗》《左氏春秋》等古文经书也引起了学者的关注，在民间形成了"古文经学"。以刘歆为代表的古文经学学者，为了取得与今文经学同等的官学资格，与今文学者展开了激烈论战。西汉末，王莽利用刘歆提倡的古文经《周礼》（即《周官》），作为"改制"依据，建立"新"朝后，设置了古文经学博士，提高了古文经学的地位。

但东汉王朝建立后，古文经学博士全被废弃，光武帝置今文经学十四博士，今文经学发展到了鼎盛阶段。然而，盛极而衰，今文经学越来越走向章句训诂繁杂支离的道路，以至于湮没和破坏了经学的微言大义。为了摆脱今文经学"章句烦多"之弊，东汉章帝在建初四年（79）召开了著名的白虎观会议。会议记录即后世所称的《白虎通》或《白虎通义》。《白虎通》在内容上以"三纲六纪"的封建等级制度和伦理思想为核心，广泛涉及封建社会政治、经济、军事及社会生活等各个方面，成为汉代官方今文经学的百科全书。《白虎通》在经义阐释中，与当时盛行的谶纬之学相结合，引谶纬解经，使今文经学的神学化倾向更为突出，预示了今文经学盛极而衰的发展趋势。

与今文经学处于官学地位而较多拘守于师法、家法相比较，古文经学在东汉一代始终以"私学"形态存在，对现实政治的依附性较少，注重名物训诂，其学者多博通群经、融会贯通，涌现出贾逵、马融等一批卓然有成、遍著群经的学者。东汉末期，郑玄立足古文，兼采今文，遍注群经，形成所谓"通学"，成为汉代经学的集大成者。曹魏末期，王肃利用其政治势力，遍注群经，形成所谓"王学"，企图抗衡郑玄之学。至西晋初期，王、郑两派并立为官学，实际上它们都是今、古文经学从对立到融合的产物。

东晋十六国及南北朝时期，今文经典已近消失，古文经典流传渐广，经学教育内容和制度都出现变异，在博士和太学教育制度外，还出现了国子寺、国子学、四门学、助教、学士馆等许多新的教育体制。因当时南北对峙，经学传习也呈现出南北地域差异。南朝重礼学，受玄学和佛教影响，讲经兼采众说，清新简约，编出比"注"更详的"义疏"。北朝传承郑玄的"通学"，渊综广博，多从旧说，较为质朴。

隋唐时期，国家政治一统，迎来了经学统一的新时代。首先，陆德明编撰完成《经典释文》，对两汉魏晋南北朝经学发展做了初步总结，成为经学统一的先声。其次，在教育制度上，确立了以国子监为最高学府的官方经学教育新体制。为了适应国子监教育所需，唐太宗颁行颜师古审核的"五经定本"和孔颖达主编的《五经正义》，以"南学"为主统一了南北"义疏"。继《周易》《尚书》《毛诗》《礼记》与《左氏传》等"五经"定本与义疏后，《周礼义疏》《仪礼义疏》《春秋穀梁传注疏》与《春秋公羊传注疏》也相继完成。唐代"五经定本"及整个"九经"的《正义》或《义疏》的编撰，是两汉以来经学统一的盛举，也标志着中国经学史上自两汉至隋唐时期所谓"汉学"系统的学术总结。

经学从中唐开始进入一个新的发展阶段。到北宋中期，正式形成与以往不同的经学系统——"宋学"，并形成了诸多学派。

"宋学"的产生，有着深刻的文化思想与社会政治背景。早在东汉末，今、古文经学的章句训诂已出现烦琐支离之弊，经学也无力体现其经世致用的社会功能。到了魏晋南北朝时期，随着玄学与佛道思想的兴起，包括经学在内的整个儒家思想都受到了前所未有的挑战，经学开始失去其在文化思想及社会生活中的原有优势。唐朝虽然实现了政治一统，但思想文化领域仍是儒释道三教并行，经学降格为统治思想中的鼎足之一，只在学校教育中仍以读经为主。同时，盛唐以后的科举制度，首重诗赋文章的进士科，进一步削弱了经学对于士人的影响力。

但儒家经学，作为民族传统文化的主体，在维护和巩固封建宗法制度上的理论地位却非道教及异域传来的佛教所能代替，因此，随着中唐以后封建中央集权强化需求的增长，削弱佛道的影响，恢复儒家经学在思想领域的统治地位，便成为当时学术思想发展的重大主题。

要实现经学重振，就需压倒佛道学说，尤其是外来的佛教思想。但是魏晋以来，儒者排斥佛道屡次失败的事实说明，以"天人感应"的神学目的论为框架，以章句注疏、名物训诂为形式的汉唐经学达不到这个目的。当时一些思想家普遍认为，儒家经学在孔孟那里是完美无缺的，汉代虽立经学为正统，但汉儒舍本逐末，沉溺于章句训诂，把经学"大义"丢失殆尽，后之疏义作者摭拾汉儒牙慧而无所发明。因此，经学重振，就需抛弃汉唐经学粗疏的目的论和章句训诂传注疏义，回到孔孟，直接从儒家原典中寻找"大义"，进而对佛道思想进行整合，夺回儒家经学自魏晋以降所丧失的精神阵地，重新恢复经学在文化思想和社会生活中的一尊地位。

这样，以中唐的韩愈、李翱、陆淳等人发其端，经学研究不再拘泥于汉唐官定注疏，开经学变古之风，到北宋中期，胡瑗、孙复、欧阳修等全面抛弃汉唐注疏，凭己意解经，以"疑古""变古"和义理解经为特征的"宋学"正式崛起。至宋神宗熙宁年间（1068—1077），王安石在科举改革中以策论代替诗赋，以义理代替记诵，并颁行官方标准解释《三经新义》，从此，义理之学兴而传注疏义之学废，宋学正式取代汉学，进入全面发展的繁荣时期，并涌现出王安石的"新学"、周敦颐的"濂学"、二程的"洛学"、张载的"关学"等不同学派。

南宋开始，宋学进入成熟阶段，由二程开创，经朱熹发展完善的"理学"取得了完备形态，在南宋末逐渐成为官方正统学派，朱熹的《四书集注》也自元朝中期起成为科举考试的标准解释，一直持续到清末。在程朱理学形成的同时，陆九渊的"陆学"、吕祖谦的"吕学"、陈亮的"永康学"、叶适的"永嘉学"及张栻的"湖湘学派"共同构成了南宋时期宋学发展的不同学派。

知识链接：朱熹与"四书"

朱熹（1130—1200），南宋徽州婺源人（今江西婺源），字元晦，一字仲晦，号晦庵、晦翁，谥文，又称朱文公，尊称朱子。朱熹家境穷困，自小聪颖，弱冠及第，中绍兴十八年（1148）进士，历高孝光宁四朝，在学术上承北宋周敦颐与二程学说，建立起形式严密、内容丰富、系统完备的理学思想体系，世称"朱子学"，是宋代理学的集大成者和中国历史上继孔子之后最著名的思想家、政治家、教育家。他的学术思想，在元明清三代，一直是官方统治思想，他所辑定的《大学》《中庸》《论语》《孟子》，合称"四书"，是官方指定的科举考试的标准教材。朱熹的思想对于中国封建社会后期的社会发展与文化思想产生了重大影响，且远播海外，传入日本、朝鲜、越南等国，形成了以中国为核心的东方文化圈，在世界文化史上也占有重要地位。他一生著述宏富，主要有《四书章句集注》《楚辞集注》《太极图说解》《通书解》《伊洛渊源录》《近思录》《周易本义》《易学启蒙》及门人后学所辑的《朱子语录》《朱子全书》等。

元明二朝，经学沿袭宋学道路，程朱理学得到朝廷的提倡，成为占统治地位的思想学说，这也使其意识形态化和"八股化"，丧失了原有活力。而陆九渊的"心学"得王阳明"王学"的加入，在晚明学术思想界有压倒"朱学"之势。但王门后学多不重经学，其末流日益空疏，束书不观，流为"狂禅"。

清代官方正统学说仍是程朱理学，但其学术主流已非理学。鉴于明人"清谈误国"的沉痛现实，清初学者对宋学以理说经、离经言道的空疏学风深表不满，他们强调"舍经学无理学"，要求回归经学原典，重申经学经世致用功能。以顾炎武、黄宗羲、阎若璩、毛奇龄等为代表，通过对《周易》《尚书》《周礼》《诗经》等经学原典的整理考订，首开经典考据之风。到清代乾嘉年间，由于清廷对汉族知识分子的防范高压政策加重，士大夫渐渐脱离经世致用取向而埋头于经典研究，他们从校订解释经义，扩大到考究历史、地理、诸子、金石、艺术、科学、版本目录等，将经学的文本研究推向前所未有的高度，涌现出惠栋、戴震、钱大昕、段玉裁、焦循等经学名家，以及以他们为代表的吴派、皖派、扬州学派等各具特色的经学流派，共同构成了所谓"乾嘉考据学派"，成为清代经学发展的重要标志。

到嘉庆末年，乾嘉考据学发展至极，部分学者已不满皓首穷经而脱离现实的琐碎学风，讲求"微言大义"的今文经学异军突起，出现了以庄存与、刘逢禄为代表的"常州学派"。鸦片战争爆发前后，"常州学派"的龚自珍、魏源打出《春秋》"公羊学"旗号，借经学讥议时政、倡言变革，经学进入近代阶段。

鸦片战争后，传统经学面对西学的入侵和挑战，经历了深刻的转向与变革。以今文经学为主干的"公羊学"研究成为这一时期经学研究的主旋律。从龚自珍、魏源开始，经学研究与经世、救亡、图存的政治目标紧密结合在一起，发展到了康有为、梁启超利用《春秋》"公羊学"的"托古改制"思想，融西学入中学，以旧瓶装新酒的方式改造传统经学，成为维新变法的理论依据。

在近代今文经学盛行的同时，道光、咸丰之际，还出现了以曾国藩、陈澧等为代表的调和汉宋学术，提倡"汉宋兼容"的思潮，反对乾嘉汉学末流皓首穷经而不解世事的学风，提倡"通经致用"，企图重振清初经世精神，以维护危机中的封建统治，与今文经学一起共同展现了晚清经世学风的历史走向。

乾嘉考据学所代表的古文经学研究在近代迅速衰落，但其研究传统并未中断。俞樾、章炳麟、刘师培等人承乾嘉汉学余绪，将古文经学发扬光大，并将经学与现实政治相结合，从经学研究中引出国民的民族意识，作为反清排满、民族救亡的理论武器，展现了传统经学学术取向的根本变化。

辛亥革命以后，封建帝制覆灭，经学作为社会统治思想的正统地位不复存在。此后，虽然有人提倡"尊孔读经"，并创立"孔教会"，以挽救人心，维持国教，但已无济于事。到了五四新文化运动，在"打倒孔家店"的激进思潮下，持续两千多年的经学时代正式结束。此后，儒家经典作为体现中华民族文化传统和文化精神的原典和文本依据，与经学一起，开始作为中国传统文化的重要组成部分，成为学术研究的对象，经学的研究步入现代学术研究的新道路。

纵观经学的产生与发展，历经两千余年，先后兴起汉学、宋学、清学与近代经学四大系统，学风数变，流派纷呈。但从对经典与孔子的基本态度看，大致可分为今文经学、古文经学与宋学三种基本的派别类型。这三派的区别，简单地说，今文经学以孔子为政治家，以六经为孔子致治之说，强调孔子"素王"创制与经典的"微言大义"，其特色为功利的，其流弊为狂妄。古文经学以孔子为史学家、教育家，以六经为孔子整理古代史料之书，强调孔子"述而不作"，侧重于经典的"名物训诂"，其特色为考证的，其流弊为烦琐。宋学则以孔子为哲学家，以六经为孔子载道之具，重视经典中的心性理气与"道统"之传，强调"四书"胜于"六经"，其特色为玄想的，其流弊为空疏。三派各有缺点，亦各有优点，相互攻驳，纷争辩难，掀起了经学史上跌宕起伏的思想波澜。两千多年经学史上的不同派别对于经学内涵的阐释与论争，正显示了经学在中国古代社会重大突出的价值意义与至关重要的历史地位。

经学的地位与影响

位居"四部"之首

自汉武帝"罢黜百家，表章六经"以后，由于历代统治者的反复提倡，孔子成为"犹天之不可阶而升"的圣人，六经成为"悬诸日月而不刊"的经典，儒家经学具有了宰制万态、牢笼百家的功用，成为中国封建社会的正统思想。经学对中国封建社会的政治制度、社会意识、学术文化产生了广泛、深远的影响。举凡治国之道、社会准则、教育内容、为人之要以至知识观念、风俗习惯等，都可以通过研读经典而得到"权威"的答复。

对于儒家经典的学术地位与思想权威，历代学者都进行了不同形式的表述。

如，《汉书·匡衡传》说："六经者，圣人所以统天地之心，著善恶之归，明吉凶之分，通人道之正，使不悖于其本性者也。故审六艺之指，则人天之理可得而和，草木昆虫可得而育，此永永不息之道也。"

再如，《隋书·经籍志》说："夫经籍者，机神之妙旨，圣哲之能事，所以经天地，纬阴阳，正纲纪，弘道德，显仁足以利物，藏用足以独善，学之者将殖焉，不学者将落焉。大业崇之，则成钦明之德，匹夫克念，

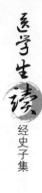

则有王公之重。其王者之所以树风声，流显号，美教化，移风俗，何莫由乎斯道？"

清代《四库全书总目提要·经部总叙》则说："经禀圣裁，垂型万世，删定之旨，如日中天，无所容其赞述……盖经者非他，即天下之公理而已。"

这些都充分突出了儒家经典作为"天地之常经，古今之通谊"的绝对权威性与神圣性，因此，对经典内容进行研究阐释的儒家经学也就拥有了一般学术所不具有的庄严、神圣的学术意义。这种尊经、崇经的文化氛围，使经学成为中国传统学术中最为重要的学科门类。在传统学术著述中，无论是在《隋书·经籍志》以后定型的经、史、子、集四部分类，还是在此以前的其他分类中，经学著述始终居于首位。

在西汉刘歆编撰的我国最早的学术分类著作《七略》中，在总论的《辑略》下，就是《六艺略》，然后依次是《诸子略》《诗赋略》《兵书略》《数术略》《方技略》。《六艺略》即后来的经部，置于六类之首。后来，班固《汉书·艺文志》删去刘歆的《辑略》，保留了原六略共三十八种的分类体系，其《六艺略》著录易、书、诗、礼、乐、春秋、论语、孝经、小学凡九种，在六大类中仍居首位。到西晋荀勖撰《中经新簿》，始创甲、乙、丙、丁四部分类，其中，甲部即经部，著录六艺和小学等书。东晋初年李充上《四部书目》，沿用四部分类，"五经为甲部，史记为乙部，诸子为丙部，诗赋为丁部"。南齐王俭上《今书七志》，以经典居首，而次之以诸子志、文翰志、军书志、阴阳志、术数志、图谱志。南梁阮孝绪撰《七录》，以经典录居首，次之以纪传录、子兵录、文集录、术技录、佛法录、仙道录。由此可见，在《隋书·经籍志》以前的图书分类中，无论四部分类还是七部分类，也无论名称怎样变异，经学著述始终占据第一位，经学的领军地位从西汉至清代从未改变。

经学在中国传统学术分类中始终居于首位，其研究规模和著述数量也异常庞大。数量有限的儒家经典所引发的经学研究著述却是汗牛充栋，难以计数。如,《孝经》在儒家经典中篇幅很短,本身不足两千字,但仅至唐初,其注疏研究已达五十九部一百四十卷,经学研究之盛于此可见一斑。

对中国传统文化的广泛影响

经学在中国传统学术文化中的突出地位还表现在它对四部之学中的史学、子学与集部之学的广泛渗透与深入影响上。

从经学对史学的影响看,虽然在源头上,"史"早于"经"出现,"经"名未立时已先有"史"。但自汉武帝以后,经学居主导地位,而史学还不是一门独立的学科,仅仅隶属于经学。刘歆在《七略》中将《史记》等史籍都附于《春秋》经之下。在汉代人看来,"史"的叙述仅是形式,在本质上仍要体现"经"的原则。如司马迁在《史记·太史公自序》中说:"先人有言:自周公卒五百岁而有孔子。孔子卒且至于今五百岁,有能绍明世,正《易传》,本《诗》《书》《礼》《乐》之际?意在斯乎!意在斯乎!小子何敢让焉。"说明他将历史记录视为继《春秋》传承"王道"之志。

经学对史学的重要影响还表现在历代史籍都重视经学,记录了经学的发展。二十四史中,除《三国志》《宋书》《南齐书》与新、旧《五代史》外,其余各史均列有《儒林传》或《儒学传》,记载经学家的生平事迹、学术思想和学术著作。而三国、南北朝和五代时期,虽然国家分裂,社会动乱,经学在文化思想上的统治地位有所削弱,但这些时期的史书中仍为一些重要的经学家立传,如《三国志·魏书》中就有《王肃传》。经学,可谓史不绝书。

经学对子部的影响更为直接,堪称子学的渊薮。因为"六经"作为唐虞三代学术的总汇,本为"王官之学",这时政教不分,官师合一,只是到春秋末期,礼崩乐坏,官学衰微,"学术下移",经孔子首创"私学",才出现诸子百家之学。因此,没有"六经",也就没有诸子。孔子正是在整理与传承"六经"中开创了儒家,成为诸子中的"显学";其他的道家、墨家、阴阳家、法家、名家等诸子百家也无不是通过对"六经"的研习和发挥而成一家之说的。对此,刘歆早在《七略》中就提出了"诸子出于王官"之说,所谓"儒家者流,盖出于司徒之官,助人君顺阴阳明教化者也";"道家者流,盖出于史官,历记成败存亡祸福古今之道";"阴阳家者流,盖出于羲和之官,敬顺昊天,历象日月星辰,敬授民时"等。其关于诸子与上古官学间的对应关系虽并不完全准确,但认定子学起源于"六经"却是公论。

经学与集部的文学同样关系密切。儒家经典在中国文学史上的重要地位是后世公认的,尤以《诗经》的影响最为突出。这不仅表现为《诗经》开创了典型的中国文学表现形式,还在于它为古人立言提供了重要依据。在汉代,人们对五经的尊崇已对文学创作产生重要影响,形成了"文本于经"的观点,即将五经视为文章的最高范本,是各种文体之源。两汉以后,经学对文学观点的发展始终发挥着重要作用。南朝的刘勰在《文心雕龙》中专立《宗经》一篇,就是通过儒家经典来探索文学创作的规范、评价的标准、文体的渊源等基本理论。他认为,"文章之用,实经典枝条","详其本源,莫非经典"(《文心雕龙·序志》)。唐宋之间兴起的古文运动强调"文以载道",更直接推动了儒家经学的复兴。实际上,历代大文学家的文集中,也不乏研究经学的著作。如,建安七子之一的王粲,他的《七哀诗》和《登楼赋》历来受人称道,但王粲在经学上也很有造诣,曾与东汉末年的经学大师郑玄论难《尚书》,并有论著收入文集。唐代的韩愈,宋代的欧阳修、王安石、苏东坡都是著名的文学家,他们的文集中也都有重要的经学著作。

经学在中国传统学术中所具有的崇高地位使它位居"四部"之首,并广泛渗透和影响于史、子、集等各门学科之中,成为中国传统学术最有影响的学问,构成了国学的主干与核心。没有哪一门学问能像经学那样，对中国传统社会的政治思想、文化学术及社会意识的影响如此深远。即便在我们的日常生活中，也处处可见经学的影响力。如，我们的年俗节庆活动基本上就是依据《礼记·月令》来进行的；生、冠、婚、丧、祭等各种人生礼仪也大体是由《礼》经上斟酌变化而来的；甚至像大城市的规划建筑，也是来源于《周礼·考工记》。这样的例证，举不胜举。正因如此，范文澜先生在《中国经学史的演变》一文题识中说："五四运动以前二千多年里面，所谓学问，几乎专指经学而言。"①

民族文化生命的源泉与精魂

经学在中华民族文化史上的重要地位与影响不仅仅表现在它位居传统学术"四部"之首，并广泛渗透于史、子、集三部之中，成为中国传统学术文化的主干与核心，更为重要的是，以"六经"作为基本典籍的经学，更是中华民族文化生命的源泉与精魂，它以"天地之常道"的民族文化生命的永恒性与超越性，在民族文化的历史发展中，展现着历久弥新、万古常新的文化价值意义。

经学虽然是在汉武帝时代正式确立，但其源头却非常悠久。作为经学最基本的典籍，儒家"六经"——《易》《书》《诗》《礼》《乐》《春秋》，保存、汇集了中国远古至春秋时期逐渐形成的基本文化典籍，其历史源头在文献记载上始自"五帝时代"的唐尧，在图形上更以《易经》中的卦、爻远推至传说中"三皇"时代的伏羲。文字的使用是人类进入文明时代的最重要标志。没有文字，就没有历史与文明。"六经"的出现正是中华民族由史前文明时期迈入文明时代新纪元的文献宣言。

在人类文化发展史上，相对于进入有文字记载的文明时代而言，没

---

① 范文澜《范文澜集》，中国社会科学出版社 2001 版，第 259 页。

有文字记载的史前文明时间则更为漫长。著名的古人类学家摩尔根曾说:"如果假定人类生存在地球上的时间为十万年,我们立刻就会看出,至少要把六万年划归蒙昧阶段。按照这样的分配,人类最先进的一部分竟花去五分之三的时间生活在蒙昧阶段。余下的时间,要把两万年——即五分之一——划归野蛮阶段的初期。给野蛮阶段的中期和晚期留下一万五千年,文明阶段就只剩下五千年左右了。"这就是说,人类经历蒙昧与野蛮阶段等史前文明的时间比此后的全部经历还要长,而文明阶段所占据的时间不过是人类历史的一小片段。这一人类学上的结论对于理解人类史前文明的价值是极端重要的。那就是:"人类在蒙昧阶段的进步,就其与人类整个进步过程的关系而言,要大于在此后野蛮阶段三期中的进步;同样,人类在整个野蛮阶段所取得的进步要大于其后整个文明阶段的进步。"① 在漫长的蒙昧或野蛮阶段等史前文明时期,人类虽然处在文化发展阶梯的底层,她的进步是如此艰难与缓慢,与文明时代人类的进步相比,远没有后者那样耀眼、快速和绚丽,但它对于人类进步的意义却远较文明时代更为重大与基本,因为正是史前文明时代的人类,为此后文明时代的转变提供了一切潜在力量。正是站在史前文明时代所取得的文化成就基础上,人类迎来了文明时代的新曙光,开始了璀璨辉煌的文化创造与快速发展的崭新历史。

从人类学的角度看人类文化的发展进步历程,"六经"作为中华民族文化的源头活水,不仅仅在于"六经"较为完整地保存了华夏民族在春秋以前的远古文献,是自尧舜至夏商周三代以来文明的结晶,更在于它以文献的形式凝结了华夏先民在漫长的史前文明实践摸索中所逐渐形成的华夏民族特有的经验、知识、心理、情感、性格、观念等文化传统。

从今天的考古发现来看,中华先民的史前文明探索长达 200 多万年。

---

① [美]路易斯·亨利·摩尔根《古代社会》(上),商务印书馆 2009 年版,第 40—41 页。

其中，距今约 170 万年的云南元谋人、距今约 70 万年的北京猿人、距今约 10 万年的许家窑人、距今约 18000 年的山顶洞人、距今约 7000 年的仰韶人与河姆渡人，以及距今约 5000 年的龙山人与良渚人都是史前文明时期较为著名的代表。

在这一百多万年谋取生存和发展的漫长历史中，华夏先民在改造自然和解决人世问题的实践中逐渐形成了特有的民族文化传统，并积淀成为华夏民族特有的文化信息密码渗透到每一民族个体的血脉之中。随着文字的发明，这一民族文化传统逐渐凝结为以"六经"为总汇的典籍文献，并以"王官之学"的观念形式表现为尧舜禹汤文武周公以来的三代学术文化小传统。因此，"六经"不仅展现了尧舜禹汤以至春秋时期一千多年的民族文化小传统，更以华夏民族早期文明的结晶形态揭示了它赖以产生的此前一百多万年史前文明时期华夏先民积淀凝结的民族文化大传统。这种深厚悠久的民族文化大传统历经百万年的漫长历史沉淀而逐渐形成，并在历史实践的长期检验中以顽强的生命力展现了民族生存发展的高度智慧，从而塑造与奠定了中华民族特有的民族文化基因和民族文化精神，成为华夏民族文化生命的不竭源泉和发展进步的永恒动力。

经学，作为对"六经"的阐释与传承之学，由此也就成为认识与传承华夏民族文化传统和文化生命的特有学术。没有经学的传承，就会遗忘华夏民族文化生命的源泉，民族文化的发展就会成为无源之水，无本之木，民族文化生命也就会枯萎和衰竭。而传承经学，以不断训解或阐述"六经"典籍的学术形式，在本质上则是要使不同时期的民族文化发展重新回归民族文化大生命的根源之上。对民族文化生命根源的不断回归，也就是民族文化生命的不断丰富和发展，这是一种回归中的发展，发展中的回归，返根与创新同时并存。唯有如此，才能实现民族文化有源而不竭、有本而不匮的持续恒久的创新与发展，民族文化生命也才会展现出生生不息、不断更新的永恒活力。因此，经学也就成为华夏民族文化发展中内在的鲜活灵魂，在民族文化发展中占据着核心地位。

纵观夏商周三代以后的中华民族文化发展，孔子整理编订"六经"，实现了民族文化生命的自觉。但此后，战国诸子百家争鸣，秦与汉初时，法家与黄老道家先后盛行，以"六经"为代表的民族文化传统受到忽视和压制，但到汉武帝"罢黜百家，表章六经"，经学时代正式确立，使民族文化发展重返于唐虞三代以来的文化传统，华夏民族文化生命在封建社会背景下得到新发现。这种新发现同时也是民族文化生命在新的时代条件下的丰富和发展过程。

随着经学的确立，围绕着"六经"的篇章、文字、注解及孔子与经典的关系等问题，出现了今文经学、古文经学、宋学、清学等不同系统或派别的众多争论。这种激烈的争论，表面看似乎有损于经典作为"天地之常经"的永恒真理性地位，实际上正反映了经典在民族文化发展中丝毫不容忽视的神圣地位。对于经典的不同理解和诠释，既是朝向着民族文化生命的历史源头，解析着元典，却又是元典在新时代的开花与结果，表现为蕴藏于元典中的民族文化生命生长、丰富而产生孕育出新成果、新文明的历史过程。

在确立后的两千多年中，经学之所以能始终成为封建统治的官方思想，正是由于它时时回归于"六经"，却又时时创造出新思想、新成果，以回应时代的新挑战、新问题，进一步丰富与充实民族文化的生命活力，使民族文化生命呈现出历久弥新、亘古常新的永恒魅力。

在两汉以后的魏晋至隋唐时代，以经学代表的民族文化传统受到了异域的佛教文化的严峻挑战。在佛道思想的兴盛下，民族文化传统又一次面临遮蔽和衰微的危机，但在中唐至宋初的一大批儒家学者排佛道、兴古文的持续努力下，经学以"宋学"形态实现了新复兴，由三教并立重新获得一尊地位，民族文化发展在重归民族文化传统之上融汇整合了异域的佛教文化，民族文化生命也由此得到新的畅通和生发。

到明末清初，西方文化在传教士的推动下开始东来，民族文化传统又一次面临消化整合异域文化的挑战。但清代经学虽然在经典考据和文献整理方面取得了突出成就，却并没有完成以民族文化传统为根基消化融摄西方文化的时代任务。及至清末封建帝制的覆灭，经学作为封建社会统治思想的历史时代宣告终结。

但经学时代的结束并不意味着经学所代表的民族文化传统和民族文化生命已经成为历史的陈迹，失去了生命的力量。它仅仅宣告了经学作为封建时代统治思想的历史形态已经终结。华夏民族文化传统与文化生命已经通过百万年的史前文明积淀和五千年的文明发展史内化渗透到每一位炎黄子孙的日用行常与血脉骨髓之中。随着新时代的到来，经学必将展现出新形态，在和现代西方文明的交流互动中，融摄和整合现代西方文化，重返于民族文化传统之上，展现出华夏民族文化生命创化不息的新力量，创造出适应新时代的华夏民族新文明。这正是自近代以来经学面临而尚待解决的时代重任。

回溯经学的发展历史，每一次经学的复兴，民族文化发展重归于民族文化传统之上汲取深厚渊博的养料和智慧，民族文化生命得到新生发，中华民族都迎来了一个发展的辉煌时期。汉王朝一改法家与黄老道家之弊，确立经学的官学地位，开创了中国封建社会前期辉煌强盛的大汉帝国；反佛道思想的完成与宋学的崛起则使宋王朝走向中国封建社会文化发展的鼎盛时代。对此，著名史学家陈寅恪说："华夏民族之文化，历数千载之演进，造极于赵宋之世。"①

以史为鉴，可以知兴替。处于现代社会的今天，以"六经"为基本典籍的经学研究仍不可废弃。在西方文化盛行的现代社会背景下，重归于"六经"代表的中华民族文化传统之上，消化融摄现代西方文化，必将开启华夏民族文化现代复兴的新纪元，实现中华民族历史发展的新辉煌。这正是在现代社会提倡经学研究与经典阅读所承载的重大学术意义与民族文化使命。

---

① 陈寅恪《金明馆丛稿二编》，上海古籍出版社 1980 年版，第 245 页。

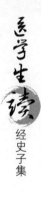

经学与中医学术思想的形成与发展

经学元典与中医理论体系的形成

《诗》《书》《礼》《乐》《易》《春秋》是华夏民族在春秋以前历代文化累积的总汇，既是经学的元典，也是中国文化的共同元典。中国古代的一切学术文化，无不以"六经"为生发的滥觞和母体，对于从与自然和疾病做斗争的实践中逐渐形成的中医学来说，也概莫能外。

在中医理论体系的形成过程中，"六经"等经学元典保存了春秋以前中国古人对于疾病诊治、养生保健、药物认识和医政管理等方面的丰富记录，是后人认识这一时期医药理论与实践发展状况的最主要的文献史料。

中国最早的诗歌总集——《诗经》，记载、描述了近 300 种生物种类，其中常见的植物类药物就有 50 多种，如芣苢（车前草）、杞（枸杞子）、蓷（益母草）、女萝（菟丝子）、蒿（青蒿）、苓（甘草）、杻（女贞子）、芍药、白茅根、椒、木瓜、藻、艾、荷、桑、柏等。尽管其中记载的药物知识还非常简单、零碎，但它载录的众多生物种类是认识中国早期药物记载的珍贵史料，其中许多药物也被后世本草著作所采用，对古代药物学有重要影响。同时，《诗经》中还出现了首疾、狂、痒、瘖、瘏、疾首、瘼、痕、烈假、翳等十几种疾病名称，这些专用病名和殷商时期甲骨文中"疾首""疾耳""疾目"等用"疾"加部位的命名方法相比较，是一种在疾病认识上的巨大进步。

《尚书》中也有一些关于疾病的记载，如《金縢》的"王有病弗豫""遭厉虐疾"及"王翼日乃瘳"等。其中，还有用药方面的，如《说命》"若药弗瞑眩，厥疾弗瘳"，即如果药物服用后没有瞑眩等毒性反应，治疗疾病往往是难以取效的，反映了商代治疗疾病常用重剂的特征。另外，还有一些涉及当时的巫医活动、心理疗法、预后及养生等内容的篇章。

《礼经》除最初的《仪礼》外，还包括后世并入其中的《礼记》与《周礼》，合称"三礼"。其中，《仪礼》关于医学的主要是食疗方面的内容，而《礼记》与《周礼》的医学知识都较丰富。其中，《礼记》对于心理情志、环境卫生、个人生活卫生、时令失序等与疾病诊治的关系都有较深入的认识。如，《丧大记》有"疾病，外内皆埽"；《曲礼上》有"头有创则沐，身有疡则浴"；而在用药经验上也提出"医不三世，不服其药"（《曲礼下》）的重要思想。《周礼》的重要史料价值是其记载了周代晚期已设置医政管理制度，医巫分业，由医师掌医政，下设食医、疾医、疡医、兽医等医疗分科，并要求有病历记载和死亡报告的书写，这在中国医学发展史上是一个重大成就。另外，《周礼·天官》记载，"疾医""以五味、五谷、五药养其病，以五气、五声、五色视其死生"；"凡疗疡，以五毒攻之，以五气养之，以五药疗之，以五味节之。凡药，以酸养骨，以辛养脉，以甘养肉，以滑养窍"。这些记载反映了对疾病诊治及药物的属性、分类等方面的认识已达到了相当高度。

《易经》作为群经之首，其占验卜筮的卦爻辞中很多涉及医理、疾病，如豫卦六五爻"贞疾，恒不死"，损卦六四爻"损其疾，使遄有喜"，遁卦九三爻"系遁，有疾厉"，鼎卦九二爻"我仇有疾"等。在卦爻辞中蕴含的天人相应、阴阳调和、顺应自然、养生预防、疾病预测、身心健康等医学思想对后世医学的发展都有积极的影响。

"六经"中，《春秋》涉医相对较少，但解说《春秋》的《左传》记载了公元前6世纪两位重要的医家——医缓与医和。其中，医缓故事中，晋景公病笃，先召桑田巫求治，后怀疑桑田巫的诊断而派人到秦国求医。医缓在检查后说："疾不可为也，在肓之上，膏之下，攻之不可，达之不及，药之不至，不可为也。"这则记载反映了春秋时期的医在与巫的斗争中已取得了重大胜利，同时由医缓所论"攻""达""药"，也可见当时在治法上已有较系统的规范。而医和故事中，医和提出的阴、阳、风、雨、晦、明的"六气"致病说，表明当时医家已脱离鬼神致病说，对后世病因概念的形成有重要意义。

"六经"代表的经学元典不仅记载了春秋以前华夏民族医药经验的积累与医学理论的早期探索，更为重要的是，它还为中医学提供了阴阳、五行等基本理论范畴与象数思维方法，直接催生了战国时期以《黄帝内经》（简称《内经》）为标志的中医理论体系的形成。

阴阳观念最早来自华夏先民对于生活中日光向背及男女两性区别的认识，在《易经》中表现为两种最基本的卦爻符号，即阳爻（—）与阴爻（--），成为对宇宙万物中相互对立的两种基本属性的认识。到战国时期形成的《易传》中，"一阴一阳之谓道"，"阴阳"已成为揭示宇宙万物联系、运动、发展的根本范畴，举凡自然、社会、人事，无不以阴阳之间的对立、交感、相摩、相荡、进退、消长来解释。对于人体疾病的认识与诊治，同样受到阴阳观念的制约和指导。

五行观念在上古三代也已形成，其最早记载来自《尚书·洪范》："五行：一曰水，二曰火，三曰木，四曰金，五曰土。水曰润下，火曰炎上，木曰曲直，金曰从革，土爰稼穑。润下作咸，炎上作苦，曲直作酸，从革作辛，稼穑作甘。"从"五行"中又衍生出五色、五声、五味、五数、五方、五谷、五脏等一系列类似观念，成为人们认识包括医药实践在内的宇宙种种复杂现象的基本观念。如，《周礼·天官》关于"疾医""以五味、五谷、五药养其病，以五气、五声、五色视其死生"的记载，就明显体现了五行观念对于人体生理病理及诊断规范的渗透和影响。

阴阳、五行，最初为两种不同的学说，但作为古人认识世界的两类基本范畴，具有极大的普适性，在发展中逐渐交织、融合。如，春秋时期的医和在"六气"致病说中就已将"阴阳"为首的六气与"五行"系统的五节、五味、五色、五声相联系。《易传》中，贵"五"的观念和以五行解《易经》的趋势已隐含其中。战国末期，邹衍等阴阳家的出现使阴阳与五行真正合流。"阴阳消息，五行转移"成为人们认识宇宙图式的基本模式，对当时的各门自然科学及社会政治学说都产生了重要影响。《内经》正是在战国末期阴阳五行构建的宇宙图景下，以阴阳、五行为基本范畴，形成了藏象经络等学说，开创和奠定了中医学理论体系的基础。

《易经》《尚书》为中医理论提供"阴阳""五行"理论范畴的同时，还提供了寓于阴阳、五行之中的象数思维方法，为中医学天人一体的医学理论体系的建构提供了最重要的理论工具。在这方面，作为"大道之源"与"群经之首"的《易经》，贡献和影响最为突出。

象数思维由"象"和"数"两方面构成。其中，"象"是模拟自然、社会等各种事物现象的产物，既包括《易经》中卦爻辞描述的各种物象，也包括卦爻辞自身显现的各种卦象、爻象；"数"指占筮中的大衍数、蓍数，各卦象中的爻位顺序数、阳九阴六数、阴阳奇偶数、五行数、八卦次序数、天地生成数等各种类型。"数"，实际上也是"象"，是一种蕴含特殊内涵的"象"的符号化表现。《左传·僖公十五年》就有记载说："物生而后有象，象而后有滋，滋而后有数。"因此，简单地说，象数思维就是取象思维，数的运用在本质上与取象是一致的。

通过取象运数，《易经》将纷繁复杂的宇宙万象统统纳入到阴阳二象之中，再将阴阳二象的爻位变化归结为64种卦象。这64卦384爻所显示的卦象、爻象也就成为牢笼天地、涵盖宇宙的根本大法。因此，取象与比类密切联系在一起。通过取象，把宇宙中不同事物的运动变化归结为 64 卦类型，就可以实现对纷繁复杂的宇宙万象的有机联系、聚象归类和整体把握。

对《易经》的思维方法，《易传·系辞》揭示说："古者包牺氏之王天下也，仰则观象于天，俯则观法于地，观鸟兽之文，与地之宜，近取诸身，远取诸物，于是始作八卦，以通神明之德，以类万物之情……是故易者象也，象也者像也。"又说："圣人立象以尽意，说卦以尽情伪，系辞焉以尽其言。"

从《系辞》出发，这种"观物取象""立象尽意"的思维方法，从思维载体"象"和"数"的角度可称为"象数思维"，从取象比类的思维过程可称为"取象思维"，从思维的手段与目的的关系角度，又可称为"意象思维"。包括数在内的"象"是手段，蕴含于"象"之内的"意"才是思维的目的和归宿，必须由"象"达"意"才能完成对事物本质与规律的把握。名称不一，但内涵相同，都是将可感之物象、卦象与其所蕴含的事物的内在本质有机融合，在卦象的变化中揭示事物联系、发展的内在规律。这与西方排斥感性经验、注重纯概念推理的逻辑思维差异显著，是华夏民族自上古以来所形成的最为独特的思维方式。

《易经》的象数思维方法在战国末期阴阳与五行相结合后进一步发展，成为当时人们认识世界、把握统一的宇宙图景的基本方法。《内经》正是在这一方法的运用中，以阴阳、五行为基本理论范畴，通过"司外揣内""以表知里"等取象比类的方法，将人体脏腑、身形、孔窍、情志等与自然界的声音、颜色、味道、季节、方位等，分门别类地纳入阴阳五行的象数模型之中，确立了以五脏六腑及十二经脉为主体的藏象经络学说，进而由生理、病理扩展至疾病的诊疗、预防等各个方面，将天文、地理、自然、社会等各种因素统统纳入到医学体系之中，形成了一个以人体脏腑为中心、涵括宇宙万物的天人一体的医学理论体系，标志着中医学基本理论体系的正式形成。

正是《易经》等经学元典提供的阴阳、五行理论及其蕴含的取象比类的思维方法，最终催生了中医学理论体系的诞生。所以，唐宋以后的历代著名医家无不认为，欲为大医，必须精熟《周易》。而不知《易经》，也就难以真正理解中医学的思维特征和理论实质，从而不足以言大医了。

经学阐释方法与中医学术思想的传承

经学与中医学的密切关系不仅表现在《易经》等经学元典提供了中医理论的基本范畴与思维方法，催生了中医学理论体系的形成，还在于自汉武帝时期儒家经学正式确立后，经学的观念及其阐释方法也深刻地影响着中医学术思想的传承。

儒家经典《诗》《书》《礼》《易》《春秋》在汉武帝"罢黜百家，表章六经"后，就成为中国封建王朝的"法定"经典，拥有不可动摇的神圣地位。为了维护儒家经典"天地之常道"的绝对权威和经世功能，就需要结合时代发展对儒家经典进行不断地解说、注释和阐发，在历史发展中形成了"传""说""故""训""记""注""解""笺""章句""集解""正义""注疏"等多种多样的注释方法与体例。在注释阐发中，经学元典不断地焕发出新的活力，注解、阐释儒家经典的经学也成为中国封建社会最为尊崇和重要的学问。这种尊经崇古的观念及经学的阐释方法，作为两千余年中国古代封建社会学术文化的主流，也深刻影响着包括中医学在内的其他学术门类的传承和发展。

中医学从标志理论体系形成的《黄帝内经》开始，到《黄帝八十一难经》《神农本草经》和东汉张仲景的《伤寒杂病论》，这四部经典构建了中医学理、法、方、药的完整学术体系，它们都是在经学氛围浓厚的两汉时代最终成书的，因此，受经学观念及其阐释方法的影响也尤为显著。

在观念上，《黄帝内经》《黄帝八十一难经》与《神农本草经》书名冠以"黄帝"或"神农",体现了经学崇古的风尚,这三部原创的初始著述都被称之为"经",也就如同《诗》《书》等儒家经典一样,获得了"天地之常道"的神圣地位,被视为医学的最高典范和学术标准。后人对这三部医学圣典只能注释、训解,而不得更改一字。张仲景作为一代宗师,被后世尊为"医圣",其著作《伤寒杂病论》也实现了由《黄帝内经》的基础理论向辨证论治的临床实践的范式性转换,在后世同样被医家尊之为"经",但当时只是称为"论"而不敢称为"经",因为从汉代儒家经学的角度,只有孔子或孔子以前的圣人所写的书才能称为"经",后人的著述一般仅以"论""说""传""记"等命名。"四部经典"在命名中就已经展现了汉代经学尊经崇古的浓厚气息。

医学著述既然称之为"经",以经学注释的方式进行阐发也就成为发展的必然。两汉以后,援引"说""故""训""注""疏""释"等经学阐释方法来注释、阐发《黄帝内经》等四部经典的,多至上百家,诸如《黄帝内经集注》《难经解》《难经经释》《内经诠释》《本经疏证》《难经广说》《本草述》《伤寒续论》《古今名医方论》《素问校义》《伤寒论浅注补正》《难经正义》《内经章句》《素问注证发微》等,种类繁多,不一而足。注家们在经典的注释阐发中进行文献资料的搜集、整理、考辨、钩沉,寻找章句以求发明。这种经学化的阐释方法在形式上具有突出的继承性特征,使中医学理论体系历经两千多年始终保持了基本架构,这在文化史上非常罕见。但实际上,创新性的医学思想也正寓于继承的形式之中。医家们在注释、疏解中,把自己对医学理论与实践经验中的新见解、新发明写进注文,通过注疏训解的方式发展医学理论,使中医学理论蕴含的临床实践经验愈来愈丰富、广泛,像滚雪球一样越滚越大。

中医学以注疏的方式实现理论延伸的发展道路,和儒家经学在经典的注释阐发中寓创新于回归元典的发展方式完全一致,本质上都是以经为常道的经学思维作用下的产物。这和西方医学不断推翻旧说、建立新说的发展方式具有显著区别。这种经学思维及阐释方法崇古尊经,虽然不乏遏制理论创新和轻视实践经验的弊端，但两千年来的中医学术文化基本上都是通过这种方式得以保存和传承的，各种注本中蕴含着历代医家大量的临床经验和理论探索的成果，继承和创新、旧识和新知融为一体。因此，在中医学的传承发展中，重视历代医家的各种文献注本，结合临床实践经验对其进行理解、探微、注释与发挥，仍是理论衍生与发展的重要形式，对于中医学术思想的创新发展仍具有不可或缺的重要作用。

经学流派对中医学术发展特征的影响

儒家经学自汉代正式形成直至清末，先后经历了汉学、宋学、清学等不同的发展阶段，产生了今古文经学、宋明理学等具有不同学术特色的经学流派。作为中国古代封建社会的官方学说，经学发展的阶段性特征与重要流派的学术思想也深刻地塑造和影响着同时期其他学术文化的发展，对中医学术发展历史特征的形成同样影响巨大。

两汉是今古文经学最为兴盛的时代。今文经学在两汉始终处于官学地位，以董仲舒为代表，大力宣扬"阴阳五行""天人感应"等理论，强调六经的"微言大义"和伦理纲常，并衍生出以纬书解经的潮流，这些学术特征对于正在编订成书的《内经》影响非常明显。

今文经学家以阴阳五行的理论架构来观察宇宙万物，在《内经》中具体化为观察人体生理、病理、病因、诊治的根本观点，是阴阳五行理论与医学实践的完美结合。而今文学家大谈"天人感应"的经义，在《内经》中就递嬗出"人与天地相应""人与天地相参"等天人合一的有机整体论医学观，成为中医学术思想发展的一个基本特点。

今文经学的影响还表现为《内经》在形成过程中受先秦稷下道家的"精气"说及汉初黄老道家以"道"为尊观念的影响，但在董仲舒以

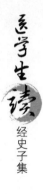

"元"为本和《易纬》气一元论思想影响下，到西汉中后期已表现出合"道"于"气"的发展特点。全书以气名物，以气论生理病理，以气言病因病机，关于气的名词达三千多个，并在其后的《难经》中衍生出"原气"观念，"原气"也即后世医家所说的"元气"。

《内经》的部分内容在命名上也受到今文经学的纬书的影响。《易纬·乾凿度》称："有太易，有太初，有太始，有太素也。太易者，未见气也。太初者，气之始也。太始者，形之始也。太素者，质之始也。气形质具而未离，故曰浑沦。"因《内经》是论述人体形质之书，故其一别本被命名为《黄帝内经太素》，其中一部分又称作《素问》。

今文经学关于儒家仁德的强调也影响到《内经》对于医生医德规范的认识。《内经》中，医道被视为辅佐圣贤推行"仁政"的"圣人之术"（《素问·疏五过论》），从而一变先秦视医学为禁秘的态度，主张广泛传播，"以教众庶，亦不疑殆，医道论篇，可传后世，可以为宝"（《素问·著至教论》）。《素问》的不少篇章中还具体提出了循经守数、五过四德、不失人情等以儒家"仁术"为核心的医德规范。

在官方的今文经学对《内经》产生多方面影响的同时，在东汉以私学形式广泛流行、注重名物训诂的古文经学也对中医学的发展有所影响。

据唐代孔颖达《礼记正义·月令疏》记载，中医学五行藏象学说在发展中经历了古文经学与今文经学两种不同的配属。肝心脾肺肾，在古文经中分别与金、土、木、火、水相配，在今文经中才是《内经》的样子，即分别与木、火、土、金、水相配。古文经的五行五脏配属，肺上肾下，脾左肝右，心居中央，是按照五脏在体内的解剖形态分布的，是实体意义的五脏。但今文经"左肝右肺"的五脏分布与五脏的实体解剖位置不符，却与肝主升、肺主降的气化功能相一致，是功能意义的五脏。《内经》最终选择了今文经学的五行五脏配属，是从功能属性出发的，这既与汉代易学河洛八卦的左为震木为肝、右为兑金为肺的象数思维影响有关，更体现了战国秦汉以来临床实践经验的检验与累积。对此，孔颖达在《礼记正义》中引用郑玄的话说："今医疾之法，以肝为木，心为火，脾为土，肺为金，肾为水，则有瘳也。若反其术，不死为剧。"这说明中医学走上重视整体功能而不重局部形态的理论发展道路，也是古代长期医疗实践选择的结果。

古文经学不仅影响了中医学发展过程中五行藏象的配属选择，其精于名物训诂的学术特征对魏晋隋唐时期"四部经典"的注释训解也起到了重要的导向和规范作用。而东汉末年融通今古文的经学大师郑玄推出了象数易学的"爻辰说"，兼容汉代易学中五行和六气两种预测方法。这一学说与天干地支及医学知识相结合，就形成了对后世中医理论发展产生重大影响的五运六气学说。

魏晋至隋唐时期，经学衰落，玄学与佛道思想相继兴起，医学发展始能突破经学唯经是从、崇古尊经的思想束缚，呈现出活泼多姿的创新局面。如，魏晋六朝时期，王叔和与皇甫谧敢于搜罗众经，撰著编纂成《脉经》与《针灸甲乙经》，并自称新著为"经"；方书、药剂与外科手术方面更致力于创新与发现，取得了较为突出的成就。另一方面，随着医经的流传和语言文字的变化，古文经学较为成熟的注释训诂等阐释方法开始移植入医学，为古代医籍进行注释训解开始流行，产生了南北朝时期全元起所注《素问训解》，隋唐时期杨上善所注《黄帝内经太素》及王冰所注《黄帝内经素问》等重要注本。

经学发展至宋代，形态大变，以义理解经和阐发经典"大义"为特征的"宋学"开始取代注疏训诂的汉唐经学，儒家学者强调以意逆志，凭己意解经，大谈天道性命与穷理尽性之学，涌现出濂、洛、关、闽等众多学派，在南宋程朱"理学"逐渐成为官方正统学派，成为中国封建社会后期最有影响的思想学说。

受宋学以己意解经，敢于怀疑经典和"格物穷理"精神的影响，宋代中期以后的医家开始重视医学理论的探讨，并敢于突破前人，自立门户，使中医基础理论步入自《内经》等"四部经典"以后的第二次创新发展阶段，这种理论上的创新由"金元四大家"发端一直延续至明清时期。

金元时期，刘完素、张从正、李杲、朱震亨等"四大家"都反对"集前人已效之方，应今人无限之病"（朱震亨《局方发挥》）。他们结合临床实践，创立不同的学术思想，或主寒凉，或主攻下，或主补土，或主滋阴，展开了激烈的学术争鸣。金元医家勇于创立新说的精神与宋学长期争鸣之风的浸染密不可分。《四库全书总目提要》所谓"儒之门户分于宋，医之门户分于金元"正是对二者关系的深刻揭示。

宋学对于经典的辨疑之风还掀起了明清医家关于《伤寒论》研究的学派之争。方有执、喻嘉言等重订错简派从怀疑《伤寒论》错简开始，到创立风伤卫、寒伤营、风寒两伤营卫的三纲学说，成为清代叶天士创立温病理论的先声。而维护旧论的张志聪、陈修园等人则吸收理学的气化思想，以《伤寒论》本于运气气化之理，把《内经》的气化论发展为系统的气化学说。双方的争论推动了中医理论的深化与扩展。

宋学不仅在学风上对医学理论创新产生重大影响，宋代理学家热衷易学，也使蕴含在《内经》中的易理引起医家的重视，医家谈易遂成为时风，在医理、药性、针灸、诊断等方面都产生了一些重要成果，推进了对于医易关系的认识。而理学家关于易学思想的太极、气化、体用、先天、后天等观念还直接成为此后中医学理论的新支脉和新概念，极大地促进了中医学理论架构的扩展。如围绕宋代理学的太极图说，明代孙一奎、赵献可、张介宾就提出了三种命门学说，致力于探讨藏象阴阳五行之上的生命本质，既推动了温补学派的创立，又实现了对于《内经》藏象理论的超越，是中医理论发展中极具意义的探索性成就。

经学发展至清代，以经典考据为特色的乾嘉学派成为学术主流。因治学上以求实切理为帜志，崇尚朴实无华的治学风格，亦称朴学。朴学注重经典考据和文献校勘整理的特色，也使中医学经典著作的训释、校勘与整理在清代达到了前所未有的高度。除了《素问》《灵枢》《伤寒》

《金匮》《难经》《本草经》等重要经典的注释均有新的发展外，还有一批对经典字、词、句训释的专著问世，如陆懋修的《内经难字音义》、胡澍的《素问校义》、俞樾的《读素问余录》等，对后世注疏都颇有启迪。

纵观中医学术思想的发展历史，无论是两汉"四部经典"标志的中医学术体系的创立，还是金元明清的学派争鸣与理论拓展，以至于清代医学经典的文献整理，都与儒家经学的发展历史息息相关。两千年经学发展过程中，今古文经学、宋明理学及清代朴学这些重要的经学流派的治学风格和学术思想也深刻影响着中医学的发展面貌和学术特征。

深入经学与中医学发展的相关性的历史，如果借用明代张介宾所论"不知易，不足以言太医"，则我们也可以说：不知经学，则不足以言中医学术思想史；而不知中医学术思想史，就不能真正把握中医学的理论本质与发展规律，不足以在中医学术殿堂中登堂入室，掌握精髓。历代医家中，从华佗、皇甫谧，到"金元四大家"的李杲、朱震亨与易水学派的开创者张元素，以至近代名医恽铁樵、任应秋，无不具有良好的经学修养而跻身于名医之列。他们的医学成长之路正是中医与经学息息相关的典型例证。

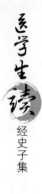
【延伸阅读】援"理"入医的元代医家朱震亨

朱震亨，字彦修（1281—1358），元代婺州义乌（今浙江义乌）人，因世居丹溪，故人称丹溪翁或朱丹溪，是中医学史上"金元四大家"中医名最著的一位。

朱震亨出生于当时宋代经学的主要流派——程朱理学盛极一时的金华地区，他家又是儒学世家，加以他聪颖好学，读书即明大义，很早就接受了儒家经学的良好教育。15岁时，朱震亨父亲病逝，家道中衰。在元初江南社会的动荡中，青年时期的朱丹溪以行侠仗义和为民请命而闻名乡里。

丹溪人生的转折点是他36岁时，听到元代理学大家许谦在东阳八华山讲学，乃慨叹："丈夫所学，不务闻道，而唯侠是尚，不亦惑乎？"于是到东阳从师许谦，学习理学。许谦为其讲理学"天命人心之秘，内圣外王之微"。从此，丹溪自悔昔日的沉冥颠沛，抑其疏豪任侠之气而归于理学之纯粹，成为许谦的得意弟子。对程朱理学的服膺和践履，是丹溪生平行事的根本宗旨，他后来弃儒从医也是践履理学仁民爱物思想的结果。《元史》及黄宗羲的《宋元学案》都将他列于许谦门下，将其视为元代重要的理学家之一，对他的理学造诣给予了充分肯定。

丹溪40岁时，两次科举考试失利，仕途无望。因他早年曾有为救治母病而自学《素问》的成功经历，其师许谦遂鼓励他从医。听了许谦的话，他触动尤深，说："士苟精一艺，以推及物之仁，虽不仕于时，犹仕也。"（戴良《丹溪翁传》）从此，丹溪悉弃举子业，专心于医学。

当时，医学界盛行以宋代官修的《和剂局方》来治病。《局方》是宋代召集名医编撰并以官方形式颁布的标准处方集，吸取了历代名方，对于医学的推广普及有重要作用。但随着《局方》的流传和盛行，逐渐形成了凡是疾病都依据该书按证检方、即方用药的风气，以不变之方应万变之病，流弊巨大。丹溪在实践中逐渐体会到这种弊端，于是四处游学，遍寻名师。直至 1325 年，遇名医罗知悌，投其门下，由罗而继承了金元时期刘完素、张从正与李杲三大家之说，医艺大进。

1327 年，罗知悌去世，丹溪"尽得其学以归"，其时已年届 47 岁。回到故乡行医，他一反以《局方》处药治病的风气，将许谦久治不愈的宿疾治愈，于是医名鹊起，四方求治者应接不暇，追随丹溪的门人弟子也日益增多，数年之间，名贯江浙。

丹溪的医学思想主要体现在他的《格致余论》中。该著包括了他的"阳有余阴不足论"与"相火论"两大核心学说，开创了中医学内伤杂病治疗的崭新局面。《局方发挥》是他的另一力作。该书针对《局方》的弊端，以"古方不能治今病"的思想为主旨，广设问答，多方论辩，阐发辨证论治的医学思想。《四库全书总目提要》高度评价该书，认为《局方》盛行于金元，至震亨《局方发挥》出而医学始一变"。这"一变"，就是结束了《局方》之学统治医界并阻碍医学发展的旧时代，使仲景以后医学发展仅重经验积累和方书编纂而不重理论探讨的思想桎梏被打破，中医理论迎来了继战国至两汉以后的第二次发展高峰，各种医学理论此后得到了迅猛发展，相互辩难，出现了医学界学派争鸣的崭新局面。

作为一个新时代的开创者，丹溪晚年著述甚多，影响更大，其门人后学与私淑弟子众多，形成了盛极一时的丹溪学派，使他的医学思想获得广泛传播，并远播海外，传入日本。

朱丹溪 40 岁才弃儒从医，经过十余年的努力即名贯医林，成为一代医宗。他能取得如此卓越的医学成就，最主要的原因正在于他长期致力于儒家经学的学习和研读，尤其是对当时盛行的程朱理学的深切体悟与践行。理学思想的指引，使他从治学方法到学术思想都能援理入医，将理学与医学相结合，实现了医学思想上的重大创造，推动了医学向注重理论探

经 学
民族文化生命的源泉与精魂

讨的方向转变，促进了中医学基础理论和辨证论治思想的深入发展。

在治学方法上，宋代经学以"疑古""变古"和义理解经为特征，推动了不迷信和盲从古人，以及勇于创新的治学新风。理学作为宋代经学的重要流派，在主张不泥旧学、阐发新义的同时，更突出了"格物致知"的探索精神。理学家疑经辩经之风，使丹溪能够不盲从于当时占统治地位的《和剂局方》，对其展开怀疑和批判，写下了《局方发挥》，阐发新的医学思想，推动了医学思想的方向性转变；理学家对格物致知的强调，使他能将刘完素、张从正与李杲等三家学说结合实际，去其短而用其长，并自出机杼，提出新说，实现了对于疾病和诊疗规律的更认识。他的最重要的著述称作《格致余论》，就是取理学家"以医为吾儒格物致知之一事"而命名，显示了他对"格物致知"思想的推崇与重视。

在学术思想上，丹溪更直接受惠于理学思想的影响，他的两大核心学说都是直接援理入医的结果。"阳有余阴不足"的观念最早由理学的开创者二程提出，丹溪将其与自然界的天地、日月和人体的生殖功能相联系，并参以理学家的"太极之理"，而最终形成一种医学观点；"相火"论则是在援引理学家周敦颐的《太极图·易说》基础上改造和发挥而成，朱丹溪还将理学家的圣人主静与道心人心之辩引入到医学诊疗中，提出以无欲、寡欲来防止相火妄动，从而达到保命延年的养生目的。理学家的圣人主静，以及道心人心、天理人欲之辩是其医学思想形成的基本观念。他的友人戴良在《丹溪翁传》中指出，丹溪医学思想是"以三家之论去其短而用其长，又复参之以太极之理，《易》《礼记》《通书》《正蒙》诸书之义，贯穿《内经》之言以寻其指归"而形成的，准确地揭示了朱丹溪援理入医的学术本质与特色。

正是以宋代儒家经学的主要流派——理学思想为指导，援理入医，以医言理，朱丹溪才创立了中医学史上影响深远的丹溪学说，他本人也成为中医学与儒家经学相结合的典范，生动而典型地展现了中医学所具有的医儒本一、医儒一理的学术特色。

史 学

民族生命的成长历程

"史"与"史学"

"史"：史官—史书—史事

有了人类，就有了人类的历史。当人类进一步创制文字，并用于记载、撰述人类社会历史发展进程时，史学也就应运而生了。但是在世界各民族中，对于历史记载的爱好与重视，是中华民族的突出特点。中国古代史籍之多、历史记载之丰富与连贯，在世界史上都极为罕见。史学在中国传统四部之学中，地位也仅次于经学，足见其受尊崇的程度。在明清与近代时期，甚至不少学者主张"六经皆史"，将经学等同于史学，出现史学凌驾于经学之上的发展趋势。所以，梁启超说："中国于各种学问中，惟史学为最发达；史学在世界各国中，惟中国为最发达。"[1]

中华民族何以如此重视史学？欲明了这一问题，还需首先从中国人关于"史"与"史学"的观念认识入手。

关于"史"字，许慎在《说文解字》中，根据其字形结构像手持"中"之形状，解释说："史，记事者也。从又持中；中，正也。"段玉裁《说文解字注》进一步释为："君举必书，良史书法不隐。"以上解说中，

---

[1] 梁启超《中国历史研究法》，东方出版社 2012 年版，第 11 页。

"史"字体现出两项要旨：一是"史"本指"记事者"，是负责记载的人，即古代的史官。如，《周礼·天官·冢宰》说："史，掌官书以赞治。"其次，史官记事应当秉持"中"的态度，即以不偏不倚的"中正"原则予以实录。

清代学者基于古文字的考证，开始怀疑许慎"中，正也"的说法。因为中正的"中"是一抽象的原则，如何以手持之？于是认为"中"字本义不是指中间，也不是指中正，而是指简册、簿书类的东西。如江永说："凡官府簿书谓之中，故诸官言治中、受中，断庶民狱讼之中，皆谓簿书，犹今之案卷也。此中字之本义。故掌文书者谓之史，以手持簿书也。"（《周礼疑义举要》）

上述不同解说虽对"中"的理解不同，但"史"表示持书之人，即古代史官已无疑义。"史"即史官，这是中国人使用"史"字的最早含义。因此，《左传·襄公二十九年》称"史不绝书"，即指史官没有中断过记载之意，这里的"史"指史官，而非通常理解的史书之意。《论语·卫灵公》中孔子说"吾犹及史之阙文"，以及《孟子·离娄下》中"其事则齐桓、晋文，其文则史"，其中的"史"字也都指史官之意。

中国最早的史官，相传是"黄帝之史"仓颉。据说仓颉是汉字的创造者，可见最早的史官就是运用文字记事的人。到了殷代，史官的设置已得到甲骨文中"史""作册""太史""内史"等不同称谓的确认。西周建立后，史官已出现"大史、小史、内史、外史、御史"等不同的分工，说明史官的职责在进一步分化。但这时的史官，是广泛意义的官名，职掌范围很广，包括各种以掌管典册为特征的"任事"或"遣使"之职，所以"史"字也通"事""使"。这时的"史"官并不等同于后世专职历史记载或编纂的"史官"。从用"史"指称广泛意义的官名，到用以专指历史记载的"史官"，又经过了较长时间的演化。

大约到春秋战国时期，在社会大变革冲击下，"史"才从指称多种职掌的官名中分化出来，指称掌管历史记载与编纂的史官。如，《史记·秦本纪》载："（秦文公）十三年，初有史以纪事。"《秦始皇本纪》载："丞相李斯曰：臣请史官非《秦记》皆焚烧之。"这两条记载中，"初有史以纪事"的"史"字是在文献上最早明确同历史编纂联系在一起的"史"。"臣请史官非《秦记》皆焚烧之"的"史官"也是文献所见最早"史官"二字连用的记载。

春秋时期，"史"开始形成指称编纂历史的史官之意，同时也使"史"衍生出指称史官书写所形成的薄书，即"史书""史籍"的意义。

中国最早的史书名称即是"书"。如"六经"中的《书》就是记载历史的书。以"书"指称"史书"的古老传统也被后世长期沿袭，如《太史公书》《汉书》《宋书》《唐书》等。但在秦汉之际，人们已较多地使用"史记"一词来泛指史书。如《吕氏春秋·察传》载："子夏之晋过卫，有读《史记》者曰：晋师三豕涉河。子夏曰：非也，是己亥也。夫己与三相近，豕与亥相似。至于晋而问之，则曰：晋师己亥涉河也。"这是古书传抄讹误上一个很有名的故事，也是文献上最早把"史"与"记"结合起来称作史书的例证。到两汉时期，以"史记"指称史书的现象已较普遍，在司马迁的《史记》与班固的《汉书》中都多次出现。

三国以后，多以"史"称史书。孙权自称："至统事以来，省三史、诸家兵书，自以为大有所益。"（《三国志·吴书·吕蒙传》）。"三史"，即指《史记》《汉书》《东观汉记》三部史书。到了西晋杜预撰《春秋左氏传序》时，文中除以"史""史记""国史""旧史"等指称史书外，也明确使用了"史书"一词。"其（指国史）发凡以言例，皆经国之常制，周公之垂法，史书之旧章。仲尼从而修之，以成一经之通体。"此后，以"史"指称史书或直接使用"史书"逐渐流行开来。

"史"从史官的本义，到人们赋予其"史书"的引申意义，经过了长期的历史发展。而它进一步表达史书所记载的对象，即实际发生的客观历史的"史事"含义，则更为漫长。

从中国远古传说所保存的古史踪影中可以看到，中国人关于史事即客观历史的原始观念远在史官、史书产生以前的原始社会就已经存在了，但是人们关于史事的观念概括的形成却经过了漫长的认识发展。

一般认为，殷商时期，甲骨文虽然具备了历史记载最简单的形式，但距离编年史雏形还为时尚早。当时的"史"作为指称广泛的官名，是与各种职掌任事的"事"相联系的，而且这时的"事"是指"时事"，即所谓"国之大事，在祀与戎"（《左传·成公十三年》），并无表示历史意义的"往事"含义。到周代，已有"动则左史书之，言则右史书之"（《礼记·玉藻》），以及"左史记言，古史记事"（《汉书·艺文志》）等说法，但这里的"动""言"或"记事"还只是史官记载当时之事。

及至春秋战国，"事"的观念除表示时事外，还出现了"君子以多识前言往行以畜其德""彰往而察来""述往事，思来者"等不同说法，这里的"前言往行""往""往事"，以及后来孟子说的"其事则齐桓、晋文"的"事"，都已指向了史事意义。

到司马迁著《史记》，对于史事的称说仍是沿用了"事"的概念。如，"余于是因《秦记》，踵《春秋》之后，起周元王，表六国时事"，"仆窃不逊，近自托于无能之辞，网罗天下放失旧闻，考之行事，稽其成败兴坏之理"等。这里，所谓"时事""行事"都是指史事。此后，从两汉直至魏晋南北朝，人们都是采用"事""时事""行事""往事"等概念来指称史事，"史"字还没有被赋予客观历史的史事含义。

但到唐代，人们以"史"为客观历史的观念逐渐明确起来，"史"字开始被用来表达客观历史的史事含义，"史事"一词开始出现。

唐初编纂的《隋书·经籍志》在论及《史记》《汉书》《东观汉记》《三国志》等撰述相继问世后写道："自是世有著述，皆拟班、马，以为正史，作者尤广。一代之史，至数十家。"这里的所谓"一代之史"，在意义上就是指一个朝代的史事，即其客观的历史过程。"史"已具有了表述史事的新意义，这是"史"的含义演变的重大发展。

"史"由远古的史官含义，发展到表示史书的意义，再到表述史事

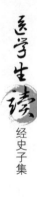

的意义，这是史学观念的巨大进步。随着表达史事意义的"史"的出现，人们逐步把"史"与"事"结合起来，采用"史事"这个概念来指称实际发生的客观历史或史书所记的历史事迹。如唐高宗简择史官的诏书中称："如闻近日以来，但居此职，即知修撰，非唯编辑疏舛，亦恐泄漏史事。"（《唐大诏令集》卷81）这里的"史事"与现代史学中的"史事"概念已无多大差异了。

"史学"的出现与内涵的演变

史学，既不是客观历史本身，也不是纯粹的史书，而是以史事与史书为研究对象的一门学问。因此，当"史"具备了专司史事记载的史官及指称史书的多种含义时，真正意义上的史学才可能产生。

中国史学起源很早。殷商时期的甲骨文中就有了历史记载。随着历史记载的发展，到春秋后期出现了最早的一批历史典籍，标志着中国史学的诞生。但"史学"概念的产生比史学的实际产生则要晚得多。大致说来，它始于东晋十六国，其内涵则显现于唐宋，丰富于明清，有一个漫长的发展演化过程。

从现有文献看，"史学"这一概念的最早提出，应始于东晋十六国时期后赵石勒称王之年。史载东晋元帝太兴二年（319），石勒称赵王，"依春秋列国、汉初侯王每世称元，改称赵王元年。始建社稷，立宗庙，营东西宫。署从事中郎裴宪、参军傅畅、杜嘏并领经学祭酒，参军续咸、庾景为律学祭酒，任播、崔浚为史学祭酒"。祭酒，本指年长者，后转意为功高者，进一步引申为学官中的领头人物。如战国末期，荀子曾在齐国"稷下学宫"三次担任"祭酒"，"最为老师"。历史上，经学在两汉勃兴，曾立经学博士祭酒。律学，即法律之学。在西晋，始设律博士。由此可见，东晋十六国时期，石勒置经学祭酒、律学祭酒、史学祭酒，在政治和文化发展上是一件重要举措。史学开始与经学、律学并立为官学，标志着史学的独立，这在史学的发展上也具有重要意义。

南朝宋文帝元嘉十五年（438），初立儒学、玄学、史学、文学四馆，名儒雷次宗主持儒学馆。另外，何尚之立玄学，何承天立史学，谢元立文学，与儒学并立。到宋明帝泰始六年（470），初置总明观，内设玄、儒、文、史四科，各科置学士各十人。

150年间，从石勒称王设经、律、史三学祭酒到宋文帝设儒、玄、史、文四馆，再到宋明帝设玄、儒、文、史四科，史学始终作为官学的一个重要方面，获得了重要发展。史学的这种官学地位对于后来隋唐之际"《汉书》学"的勃兴，以及唐初官修史书的繁盛与史学成为科举考试中的独立科目，都有非常密切的关系。

到中晚唐之际，随着唐朝国势的衰微，史学在官学教育中呈现废弛迹象。据《全唐文》记载，当时的儒家学者殷侑慨叹："近日已来，史学都废，至于有身处班列，朝廷旧章昧而莫知者，况乎前代之载焉能知之？"因此，上《请试史学奏》，认为"历代史书，皆记当时善恶，系以褒贬，垂谕劝戒……惩恶劝善，亚于六经，堪为代教"，建议恢复史科考试，并在国子监力倡生徒攻读"三史"。从殷侑的上奏中可见，中唐时代的人们对史学内涵的认识已不仅仅着眼于科举考试，而是扩展至史书本身的社会意义。

唐代以后，"史学"的含义更趋丰富。南宋孝宗淳熙十一年（1184），太常博士倪思针对当时科举考试重经学、轻史学的倾向，奏请重策论以通史学。奏文称："举人轻视史学，今之论史者独取汉唐混一之事，三国六朝五代为非盛世而耻谈之。然其进取之得失，守御之当否，筹策之疏密，区处兵民之方，形势成败之迹，俾加讨究，有补国家。"（《宋史·选举志》）倪思所说的"史学"不仅内容丰富，且颇有卓见地指出，不论是统一时期的历史，还是分裂时期的历史，都有许多值得借鉴研讨的经验教训。

宋末元初著名史学家胡三省称"先君笃史学",重视史注之博洽与书法义例,认为"史学不敢废",所以承先人教诲,作《资治通鉴注》。他所说的"史学"指向了编纂学、文献学方面的内容,进一步丰富了"史学"的内涵。

此后,"史学"概念使用得越来越多,内涵也不断获得丰富与拓展。到清代,从事史学理论研究的章学诚在其名著《文史通义》中对"史学"内容与含义的探讨,堪称中国古代"史学"内涵发展的高峰。章学诚在"史学"观念上继承前人的已有认识,系统提出"六经皆史",把史学的范围拓展到历代经典、州县志书、官府案牍、金石图谱、歌谣谚语、私家著述等各个方面。同时,他又以圆神、方智将史学区分为"撰述"与"记注"两大门类,在《书教》明确指出:"夫智以藏往,神以知来,记注欲往事之不忘,撰述欲来者之兴起,故记注藏往以智,而撰述知来拟神也。"另外,他针对史家在"史学"上的异趣,强调史书编纂的"史法"与史事见解和撰史目的的"史意"的区别,并认为"史学"贵在"著述成家","义有独断",突出史学的创造性。最后,他在《文史通义补遗·上朱大司马论文》中指出:"世士以博稽言史,则史考也;以文笔言史,则史选也;以故实言史,则史纂也;以议论言史,则史评也;以体裁言史,则史例也。"但这些都不是古人所为的史学。"史学"的本意或核心应是"比事属辞","心知其意"。"比事"是叙事,"属辞"是体例,"意"是对史事的认识和撰史的目的。章学诚认为,只有"心知其意"的史学才是古人所为的史学,即真正的史学。

从东晋十六国时期"史学"概念的问世,到唐宋学人由科举取士出发而论"史学",再到章学诚从认识论、方法论等不同角度论述"史学",人们对"史学"的认识不断深化,"史学"的内涵也日益丰富和发展,充分体现了中国古代史学的进步与发展。

史学的兴起与发展

先秦——史学的童年

先秦，是中国史学从萌芽到初步形成的阶段，堪称中国史学兴起的童年期。

人类只有到了文明时代才有对自己历史的文字记录，从而形成关于人类历史的观念成果，宣告史学的诞生。但在文字发明以前，人类已经通过口耳相传的方式形成了各民族远古的神话传说。在神话传说中，发展和保存了人类的历史记忆，构成了后世历史记录最初始的前提，成为史学发展的古老源头。

在中国远古流传下来的"三皇五帝"等远古传说中，中国先民的原始历史意识呈现出两个重要特征：一是这些传说与生产、生活密切相连，二是这些传说虽有一定的神话色彩，但都突出了是人而非神创造历史，具有浓郁的"人间性"气息。蕴藏在这些远古传说中的原始的历史观念和古史踪影，为中国古代的历史记述提供了最初的前提。

我国很早就有了黄帝之史仓颉造字的传说。但真正的历史记载，不仅需要文字，还需具有表达时间过程的计时系统，即历法。从文献记载及考古发现来看，到了殷商时代，无论是记事的甲骨卜辞，还是兼顾日月盈亏变化和四季寒暑往复的阴阳历法都出现了。它们的问世表明，到商代，我国历史记载的条件已经具备，文字记述的历史已经萌芽。甲骨文可以说是我国最早的"史书"。

接踵甲骨文的是西周的金文。金文就是铸在青铜器上的铭文，因此又称钟鼎文、铜器铭文。无论是甲骨文，还是金文，其计时都不够清楚与完整，记事也大多时间不明、彼此孤立，历史发展的脉络还不够明确。但甲骨文关于祖先祭祀、世系排列，以及金文"其万年子子孙孙永宝用"等记载已反映出当时人们自觉的历史意识的萌芽。

殷商和西周的历史记载，除了甲骨文和金文等实物外，还有一些王朝的训诫、诰誓等官方文书和王朝颂诗，在春秋末年经孔子整理分别编纂在《书》《诗》中。这些历史文献及晋代发现的《逸周书》虽还不是完备意义上的史书，但保存了夏商周时期重要的史实，在历史记载上较商代有了长足的进步，并在记事中出现了明确的历史鉴戒思想。

西周末年至春秋时期，周王朝及其分封的各诸侯国出现了按年代顺序记事的正式的国史，这是中国史学上编年体史书形成的最早阶段。

从甲骨文、金文的历史记载，到《书》《诗》《逸周书》中王朝文书和颂诗的形成与积累，再到春秋时期发展起来的编年体国史，中国史学从远古传说的史学胚胎中逐步萌芽，开始形成按时间顺序记事的历史记载形式，并初步认识到历史对现实的鉴戒作用，史官在职掌上也逐步摆脱卜、祝类的神职色彩，越来越加重了面向人事、面向世俗的变化，出现"秉笔事君""君举必书""诸侯之会""无国不记"等重要特点，使历史记载呈现出向多种形式及由王朝而公室、由公室而私家的发展趋势。

春秋末期，随着孔子整理"六经"，首创"私学"，"学在官府"的格局被打破。孔子编修的编年体史书《春秋》也成为中国史学史上第一部私人撰述的历史著作。降至战国，社会历史变动更趋激烈，思想文化上出现百家争鸣的盛况。在这一过程中，史学开始突破王侯贵族的藩篱而同私人讲学和撰述结合起来，出现了《左传》《国语》《竹书纪年》《世本》《战国策》等最早的一批私人历史撰述。其中，《春秋》《左传》编年记事，《国语》《战国策》以记言为主，《竹书纪年》《世本》则开创了通史著述的先河。

经过长期的孕育、萌芽和生长，史学在战国时期终于勃然兴起。人们对于历史的认识，已初步摆脱了夏商周三代"天命史观"的束缚，开始立足于人事来审视社会的变动与自身的命运。不少史学家开始探索人类社会自身的发展规律，甚至产生了历史变化和进化的观点。在对史学的认识上，人们已经形成了以史为鉴的思想，提出"多识前言往行以畜其德""疏通知远"等观念，并开始运用历史知识于政治或学术活动。在史学撰述上，"书法无隐"、秉笔直书的传统初步形成，修撰国史受到普遍重视，对于重大史事的记载已成为制度。著述体裁上，编年、记言体史书已获得相当的成就，纪事本末体、传记体及典制体也已萌芽，史学记载的范围及文字表述的成就都已取得了重要的进步。所有这些，共同汇成了中国史学在其成长的童年期的光辉成就，为后世史学的发展奠定了源头性的成果与基础。

秦汉至唐前期——史学的成长

从秦代开始，经两汉、魏晋南北朝直至唐代前期，随着中央集权的统一的多民族国家的建立和发展，史学进入快速成长期，经历了封建史学的创建与多途发展诸阶段，并在唐代前期获得了初步总结。

公元前221年，秦灭六国，建立起我国第一个统一的中央集权的专制国家，但秦王朝采取文化专制政策，"焚书坑儒"，不允许战国时期除秦国以外的诸国史著流传，更不允许私撰诸国历史，在史学上未能有所作为。

汉王朝建立后，在文化思想上放弃秦朝的高压专制政策，采取黄老

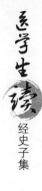
学说，注重收集图籍，允许各种思想的传播，这为包括史学在内的文化发展创造了良好条件。

在汉初经济和文化数十年发展的基础上，伟大的史学家司马迁创造出我国历史上第一部以本纪、列传为主，还有表、书、世家等五部分构成的纪传体通史——《史记》，提出了"究天人之际，通古今之变"与"稽其成败兴坏之理"的史学任务，将反映中华民族历史面貌和封建统一皇朝历史面貌结合起来，形成了前所未有的史学规模。

纪传体以帝王将相和英雄人物为中心，分等级层次载人记事，为封建等级制的古代社会历史找到了适当的著述形式。到了东汉，班固在《史记》基础上断代为史，以儒家正统思想为指导著成《汉书》，于是纪传体断代史便成为历代封建统治者修撰国史的基本模式，被后世列为历代"正史"之首，对中国古代史学的发展产生了深远的历史影响。

两汉史学的最伟大成就正是纪传体"正史"的创建。除纪传体外，两汉时期，编年体与国别体史书也有新发展，并出现了起居注、史注、史评等新史体。另外，史官职责开始向专职化方向发展，为形成独立的史官制度和国史撰著制度准备了条件。

魏晋南北朝时期，长期的南北对峙和割据战争使门阀地主成为统治阶层，民族迁移持续进行，民族融合不断加深，这种形势既推动了各民族政权断代为史的皇朝史撰述的兴盛及谱牒、姓氏之学的发展，又推动了民族史和中原以外的地方史的撰述。其次，思想文化领域的佛、道两教的广泛传播和兴盛，以及大量中国僧人西行"求法"，使佛道二教成为史著中的新领域，产生了《释老志》《高僧传》及佛经、道经等目录学著作，并推动了《佛国记》等中外交通和域外史的记述。社会政治、民族关系及思想文化方面的大变动，使这一时期史风大盛，史家辈出，史书数量剧增，种类繁多，史学出现多途发展的新局面。

魏晋以来，各民族政权为总结历史经验，以及为统治制造历史根据，都对修史极为重视，设官修史成为定制并有发展，加上造纸术的发展，士人多由解经转而治史，出现官、私修史的热潮。这一时期有名传世的史官、史家多达数百人，陈寿、裴松之、袁宏、范晔、萧子显、沈约、崔鸿、郦道元、魏收都是其中的佼佼者。

史风之盛和史家辈出，使得这一时期的史书数量剧增，种类繁多，远超秦汉。据唐初编订的《隋书·经籍志》，史书类已分成正史、古史、杂史、霸史、起居注、旧事、职官、仪注、刑法、杂传、地理、谱系、簿录等13类，总共达874部，16558卷。这些书中，绝大部分产生于魏晋南北朝时期。它们约占《隋书·经籍志》所录四部书种数的五分之一弱，卷数的三分之一强。史书数量的剧增也使史学著述在西晋时期开始由作为经学《春秋》的附属物而独立出来，成为与经部并立的学术门类。到东晋李充编《晋元帝四部书目》，史书从丙部调入乙部，仅次于经部，成为史学快速发展和地位提升的重要标志。

魏晋南北朝时期，史家视野开阔，撰述多途，除皇朝史外，民族史、地方史、家族史、人物传、佛道史、域外史、史论、史注等许多方面都有丰硕的成果，显示出史学多途发展的盎然生机。

隋朝建立了新的统一皇朝，为巩固中央集权统治，历史意识得到增强。隋文帝在开皇年间即发布诏令，禁止私人撰史，将修史权攫为官有，并强调正统观念，推崇"《汉书》学"，号为"国学"，体现了史学发展中的新趋势。隋朝虽然国运短促，史学成就不大，但史学发展的新趋势却为唐代统治者所继承。

唐代前期，王朝统治者借鉴隋代的史学观念，正式设立专门的修史机构——史馆，并以宰相负责监修，加强皇家对修史的控制。除了完全由史馆修撰本朝的"实录"和"国史"外，还通过官修、诏令私修、私修官审等形式，修成了《梁书》《陈书》《北齐书》《周书》《隋书》《晋书》《南史》《北史》等八部纪传体史书，官修史书成绩斐然。同时，通过修纂《隋书·经籍志》，正式以"经、史、子、集"冠名四部，明确了史籍在四部分类中仅次于"经"的重要地位，并将纪传体史书列为"正史",位于史部首位。这些表明官撰"正史"已制度化,并体现了李唐王朝力求在统一的新形势下对魏晋以来史学发展进行全面总结的时代需求。随后,杰出的史学家刘知几撰写了划时代的史学批评巨著《史通》,全面阐述了古代史学的发展过程,对史书编撰的体裁、体例、编撰方法、表述要求、撰述原则及史书内容和史学功用等做了深入的分析,明确提出了"史才三长"论和直笔论,对中国古代史学自创建以来的历史发展进行了一次系统的理论总结,标志着中国古代史学的发展进入到更加自觉的发展阶段。

唐中期至宋元——史学的繁荣

自中唐起,我国封建社会的经济制度发生了由均田制、租庸调制逐步转为租佃制、两税法的深刻变化,人身依附关系相对削弱,这与专制集权的不断强化又构成了日益加剧的社会矛盾。在政治格局中,安史之乱使唐王朝由盛入衰,此后藩镇割据,唐王朝政治统治危机逐步加深,进而演变成五代十国的又一次社会大分裂,经过宋辽夏金元等多民族政权的并峙争雄,最后,元朝实现了中国封建社会由分裂割据到又一次大统一的转变。这一时期,我国封建社会经济有了进一步发展,并完成了经济重心的南移过程,经济水平在宋代居世界先列,科技发展迅速,天文数字和医学达到了新高度,火药、印刷、罗盘针得到推广应用,农业与手工业技术都大大改进。各民族交往和融合进一步加深,中外交通联系密切,国内各民族交往和中外交往都成为秦汉以来最频繁的时期。与此同时,封建专制集权也在不断强化,理学思想逐渐渗透到社会生活、思想文化的各个领域。伴随着不同民族政权的斗争,这一时期的阶级矛盾、民族矛盾及统治阶级的内部矛盾更加错综复杂,社会危机更趋严重。所有这些,都促使史学家对社会历史的深入思考,推动了史学意识的深化与古代史学的繁荣发展。

这一时期，史学发展最鲜明的特点是注重"通变"。中唐时期杜佑提出"酌古之要，通今之宜，既弊而思变"（《通典·食货》）；南宋郑樵力图做到"贯二帝、三王而通为一家，然后能极天下之变"（《通志总序》）；元初马端临更进一步，着眼于"推寻变通张弛之故"（《文献通考·自序》）。所有这些，都以"通变"思想对历史进行贯通古今的考察，以回答历史发展提出的新课题。在"通变"意识指导下，通史撰述在中唐后大量涌现，代表性著作有杜佑的《通典》、司马光的《资治通鉴》、郑樵的《通志》、马端临的《文献通考》等。

这一时期，史学发展的另一显著特点就是史书体裁有所创新，史学范围不断扩大。《通典》和《资治通鉴》分别开创了典制体通史和编年体通史的新体裁，《唐会要》《五代会要》等标志着典制体断代史的崛起，袁枢的《资治通鉴纪事本末》开创了纪事本末体史书，朱熹的《资治通鉴纲目》与《伊洛渊源录》则分别创建了纲目体史书和学术体史著的先河。另外，晚唐历史笔记的勃兴，宋代地方志的发展，金石学、目录校雠等历史文献学与史考的兴起，以及当代史记录、编修和史论的兴盛，进一步体现了这一时期历史意识的深化和史学向社会生活领域的深入拓展。

理学思想对于史学的渗透与影响也是这一时期史学发展的重要特征。自中唐开始，随着儒家经学的重振，经学逐渐从汉唐注疏之学转向义理之学，并在宋代中期逐渐成为官方统治思想。南宋以后，其主要学派程朱理学成为官方正统学派。理学的兴起与作为官方统治思想的确立，对这一时期封建社会生活与思想文化的发展产生了深远影响，也使宋元史学打上了鲜明的理学烙印。宋元史家已不满于两汉儒家以谶纬神学阐释历史，将历史的思考上升到哲理高度，认为人伦纲常是天理、天道的体现，天理支配宇宙万事万物，决定着社会历史的兴衰治乱。围绕着天理史观，宋元史家针对史学的社会功能、史学和经学的关系、历史编纂中的正统与春秋笔法，以及历史过程的理解等展开激烈辩论，推动了史学思想的发展和史学评论的兴盛。但天理史观过分强调名分纲常和"义理"解史，又对史学发展形成了某种阻碍，这种消极作用在程朱理学成为官方统治思想后表现得更为明显。

最后，五代宋辽金元时期作为我国民族融合的又一重要时期，其规模远超隋唐，使史学的民族内容进一步丰富，民族史著述获得巨大发展。自唐代以来，汉族政权编纂的"实录""国史""正史"等，大量记述了吐蕃、契丹、西夏、女真、蒙古等民族的历史。到宋辽金元时期，关于这些少数民族历史的著述不仅数量增多，而且产生了元好问、刘祁等具有重要成就的史学家，以及用蒙古文、藏文编写的民族史专著。这些少数民族史学既表现出自身的民族特点，又鲜明地反映出对于多民族国家历史的认同，是中国史学反映统一的多民族国家历史进程的重要组成部分。尤其是元朝建立后，作为蒙古族统治者建立的盛大的统一王朝，在历史观念上，《蒙古秘史》自然受到重视。但是，元皇朝同样承认汉族、契丹与女真族统治者分别建立的宋、辽、金三皇朝的历史地位，并决定宋、辽、金"各与正统"，各系其年号，完成宋、辽、金三朝正史的纂修，成为对多民族国家历史认同的重要成果，较全面地反映了中华各族民众共同创造中国历史与文化的客观事实。

明清——史学的衰变

元朝末年，中国传统史学在理学名教思想的支配下已趋保守、僵化，史学思想的贫乏与体制记事的不断规范，使古代史学的发展已呈现出衰颓不前的迹象。进入明清，中国封建社会固有的各种社会矛盾呈激化趋势，同时，明中叶以后商品经济的发展使新的社会因素开始滋生发展，在思想文化上出现了一定启蒙色彩的新思潮。为加强封建专制统治，明清两朝统治者实行文化专制政策，通过兴文字狱和寓禁书于修书等政策，钳制士人思想，强化思想控制。这种时代特点使明清成为中国传统史学发展的衰变期，一方面是史学发展中因循保守的停滞与衰落气息，另一方面则是对传统史学的总结、反思、评判及探索史学发展新方向的思想嬗变。

明初的文化高压政策和官方提倡的汇抄成书的方法，使明代前期的史学较为苍白。嘉靖、万历以后，社会矛盾日益复杂尖锐，加上统治者对史学控制有所削弱，思想领域开始活跃起来，私人著史出现高潮，涌现了王世贞、李贽、王圻、焦竑、谈迁等史家和《弇山堂别集》《藏书》《续藏书》《续文献通考》《国朝献征录》《国榷》等著述，使明代史学略放异彩。

明代史学虽在整体上创见性的史著不多，但也取得了一定的成就。首先，在本朝史撰述上，明代只修实录而不修国史，自建文帝至崇祯年间先后纂修 13 部实录，显示出官修史书的巨大优势。另外，方志的兴盛，稗史著作的空前增多，经济史著述的繁富，以及史学通俗化的发展，使史学与社会生活的结合更趋广泛与深入。

明末清初，空前激烈的社会矛盾和民族矛盾使史家眼界大开，思想活跃。继李贽提出不同于理学思想的"六经皆史""经史相为表里"，反对脱离现实空言义理的史学思想后，黄宗羲、王夫之、顾炎武等人针对封建专制制度的腐朽、理学的空谈误国，注重研究现实问题，针砭时弊，明确提倡史学"经世致用"。在他们的代表性著述《明夷待访录》《读通鉴论》《日知录》中，较为系统地阐述了国家、民族观念，抨击君主专制，主张限制君权，表现出反封建的启蒙色彩和强烈的爱国主义精神。

"六经皆史"，是要抹去经学作为封建统治思想工具的神圣光环；"经世致用"，则是要从历史研究中寻找社会历史发展之路，消除封建君主专制的淫威，以解决社会现实问题。从明代后期的"六经皆史"到明末清初的"经世致用"，反映了中国传统史学在封建社会末期"穷则思变"的发展要求。但在清代文化专制与高压政策的钳制下，到乾嘉年间，史学发展已远离了"经世致用"的精神，当时的史家以"实事求是"为旗帜，转向历史文献资料的考订、整理。他们敢于怀疑古经古史，坚持无征不信，在校勘、辨伪、训诂、考异、辑佚、补志、补表等方面取得了巨大成就，为后人治经治史扫除了障碍。钱大昕的《廿二史考异》、王鸣盛的《十七史商榷》、赵翼的《廿二史札记》是这一时期史学考据的三大名著。乾嘉考据史学的出现虽有脱离社会政治的不良倾向，但也反映出中国传统史学发展中科学理性精神的成长和向纯粹求知求真方向的重要转变。

在考据史学盛行之时，浙东学派的章学诚异军突起，在学术上继承明末清初黄宗羲等人的"经世致用"思想，完成史学理论名著《文史通义》和历史文献学理论力作《校雠通义》，对中国古代史学的发展进行了较全面的考察，以圆神、方智将史学分为撰述和记注两大宗门，揭示了中国史学的辩证发展规律，并提出"史意""史德"概念，系统地阐释了"六经皆史"，明确指出治史不能囿于纂辑、考据，尚须成一家之言，史学必须经世。针对封建统治者在史学领域的专制统治，章学诚认为，唐宋以来设馆修史致使史学衰落，因此藐视官修，推崇私人修史，"别识心裁"，自成家学。《文史通义》和《校雠通义》的问世，标志着中国古代史学理论与历史文献学的全面总结和发展高峰，同时也以一系列见解独到的史学观点远超同时代的考据史学思想，预示了传统史学的终结和势在必革的发展趋势。

随着鸦片战争的爆发，清王朝统治危机日益加重，繁琐的考据史学脱离社会的弱点更加暴露，史学经世致用思想再一次高涨。以龚自珍、魏源等为代表，开始注重边疆史地、外国史地等与现实密切相关的历史研究，产生了沈垚的《新疆私议》、龚自珍的《西域置行省议》与《蒙古图志》、魏源的《海国图志》、何秋涛的《朔方备乘》、姚莹的《康輶纪行》等经世致用的史著。

到19世纪末，面对西方入侵的不断深入，中国民族危机日益加深，救亡图存思潮迅速兴起。在大变动的社会背景下，史学发展出现严重分化，一方面是传统史学以其深厚根基，仍在延续着自己的生命，另一方面则是人们逐步形成了有别于古代史学的近代意识和世界意识，史学开始走上近代化的发展历程。随着 20 世纪初年梁启超揭举"新史学"旗帜，以及夏曾佑撰写的章节体通史《最新中学中国历史教科书》的问世，源远流长的中国古代史学走到了尽头，与世界潮流相汇通的现代史学登上历史舞台，揭启了中国史学现代发展的新阶段。

史籍分类与史书体例

史籍的分类沿革

先秦时期，史官所记的史书主要由官府保存，属于官方档案，流传不广，一般人无由得见，春秋末期以后，随着私学兴起，出现了《竹书纪年》《春秋事语》《战国策》之类的私人撰史。但秦朝统一六国后，实行焚书政策，"史官非秦记皆烧之，非博士官所职，天下敢有藏《诗》《书》、百家语者，悉诣守、尉杂烧之。"六国史册以至私人史著因而被付之一炬。司马迁写《史记》时，便曾感叹战国史著唯有秦国的国史《秦记》可以见到。

秦始皇焚书，使先秦史书基本散失殆尽。到汉代，虽经民间献书和搜集，部分史籍得以重现，再加上陆贾、贾谊、晁错、司马迁、桓宽、赵晔、班固、荀悦等两汉学者的新撰史籍，史籍数量有所增长，但总体上数量有限。由于史书不多，影响了"史学"观念的确立，使史学难以成为独立的学术门类。因此，汉末刘向父子编撰我国第一部图书分类学著作《七略》时，图书被分成六艺略、诸子略、诗赋略、兵书略、术数略、方技略等六大门类。《国语》《战国策》《史记》等"史"部没有被独立为"略"或"类"，仅附属于《六艺略》的《春秋》类之下。东汉时期，班固在《七略》基础上编成《汉书·艺文志》，仍延续了"六略"分类，史部著作作为经部的附属品仍未取得独立。

魏晋时期，官方重视修史，设官修史成为定制，由此官府、私家记史之风渐盛，史家辈出，史书数量大幅度增加，史学遂以附庸而蔚为大观。到西晋荀勖编《中经新簿》时，他首次将汉代《七略》的"六部分类"改为"四部分类"：甲部相当于《六艺略》，乙部合并了《诸子略》《兵书略》《术数略》的内容，丙部相当于《六艺略》中的"春秋类"，丁部相当于《诗赋略》，"史"部由此作为丙部独立成类，其中有史记、旧事、皇览簿、杂事四项。到东晋，李充编《元帝四部书目》，继承了四部分类，但他将乙、丙两部位置调换，因为丙部史书类本来就是从甲部《六艺略》中的春秋家分出来的，"以类相从"，经部书之后紧接史部书，这种次序更为合理。至此，"史"在图书分类中独立出来，且地位仅次于"经"。这反映了魏晋南北朝时期人们对史学的重视及史部著述的迅速发展。

在荀、李创制的四部分类法成为当时官修目录的主要分类法的同时，当时私修的图书分类则大多仍依《七略》的分类方法，如南朝宋王俭的《七志》和梁阮孝绪的《七录》。在王俭的《七志》中，合六艺、小学、史记、杂传为经典志，史部又从独立部类回归到经典志之中，可见当时学者在史部分类上认识的反复。但这一时期，史书的数量、类别的大量增加确是不争的事实。因此，到阮孝绪撰《七录》时，将图书分为经典录、记传录、子兵录、文集录、术技录、佛录、道录。其七部分类虽不同于官方的四部分类，但实际上作为记传录的史部，在位置上也仅次于经典录，这与四部分类中史部仅次于经的地位是相同的。阮孝绪不仅考虑到"今史家记传，倍于经典"，特"分出众史，序《记传录》为内篇第二"（《七录·序》），他还适应史部图书激增的现实将"众史"分为12类：国史、注历、旧事、职官、仪典、法制、伪史、杂传、鬼神、土地、谱状、簿录。史书不仅成为一个独立的门类，而且按其内容进行了进一

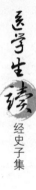

步细分，成为史部分类的开端，这也是史学发展繁荣的重要标志。

在《七录·记传录》基础上，唐初《隋书·经籍志》正式确立"经史子集"四部分类，列史部为乙部，分为正史、古史、杂史、霸史、起居注、旧事、职官、仪注、刑法、杂传、地理、谱系、簿录共13类。

在《经籍志》所分史部13类中，"正史"之名首次确立，位居史部之首，它是指以《史记》《汉书》《东观汉记》《后汉书》《三国志》《晋书》《宋书》《南齐书》《梁书》《陈书》等为代表的纪传体史书及其评注，特别指所谓"一代之史"的纪传体断代史。"自是世有著述，皆拟班、马，以为正史，作者尤广。一代之史，至数十家。"

第二，古史类，是指以《竹书纪年》《汉纪》《后汉纪》《汉魏春秋》等为代表的编年体史书。"其著书皆编年相次，文意大似《春秋经》。诸所记事，多与《春秋》《左氏》扶同。学者因之，以为《春秋》则古史记之正法，有所著述，多依《春秋》之体。"

第三，杂史类，以《战国策》《楚汉春秋》《越绝书》等为代表。"大抵皆帝王之事"，但"其属辞比事，皆不与《春秋》《史记》《汉书》相似，盖率尔而作"，难免"体制不经"，"又有委巷之说，迂怪妄诞，真虚莫测"。

第四，霸史类，以《赵书》《燕书》《秦书》《凉书》《十六国春秋》等为代表。"自晋永嘉之乱，皇纲失驭，九州君长，据有中原者甚众"，"而当时臣子，亦各记录"。

第五，起居注类，"录纪人君言行动止之事"。两汉虽有《禁中起居注》《明帝起居注》，然皆散佚。"今之存者，有汉献帝及晋代以来《起居注》，皆近侍之臣所录。"

第六，旧事类，杂记典章制度、帝王臣下之事，如《汉武帝故事》。"古者朝廷之政，发号施令，百司奉之，藏于官府，各修其职，守而弗忘"，"搢绅之士，撰而录之，遂成篇卷"。

第七，职官类，"汉末王隆、应劭等，以《百官表》不具，乃作《汉官解诂》《汉官仪》等书。是后相因，正史表志，无复百僚在官之名矣。搢绅之徒，或取官曹名品之书，撰而录之，别行于世"。

第八，仪注类，"后汉又使曹褒定《汉仪》，是后相承，世有制作"。以《汉旧仪》《晋新定仪注》《宋东宫仪记》等为代表。

第九，刑法类，"先王所以惩罪恶，齐不轨者也"，"晋初，贾充、杜预删而定之。有律，有令，有故事"，以《晋宋齐梁律》《隋开皇令》《魏名臣奏事》为代表。

第十，杂传类，以《海内先贤传》《陈留耆旧传》《高士传》《逸民传》《孝子传》《忠臣传》《正始名士传》《烈女传》《高僧传》《列仙传》《搜神记》《幽明录》等为代表。虽"杂以虚诞怪妄之说"，但"推其本源，盖亦史官之末事也"。该类著录若以部数计，则居史部13类之首，超过史部书总部数的四分之一，其记社会风貌尤为全面。

第十一，地理类，以《山海经》《水经》《风土记》《佛国记》《异物志》《地理书》《洛阳伽蓝记》《舆地志》《隋诸郡土俗物产》等为代表。其著录书目性质，有记、志、传、图、注，还有簿、录、谱、故事、图赞等，涉及总志、方志、河渠、名山、户口、风俗、物产、都邑、宫殿、园林、寺塔、墓冢、异物、游记、外记、图经、图志等，极具学术价值。

第十二，谱系类，以《汉氏帝王谱》《百家谱》《后魏皇帝宗族谱》《冀州姓族谱》《谢氏谱》《氏族要状》等为代表。其著录类别大致有总序、帝王、英贤、宗室、族姓、州姓、家谱等，内容包括族源、世系、婚宦、子孙等。

第十三，簿录类，以刘向《别录》、刘歆《七略》、王俭《七志》、阮孝绪《七录》等为代表，就是现在目录类图书，其"剖析条流，各有其部，推寻事迹，疑则古之制也"。

《隋书·经籍志》的史部分类大致确定了中国古代史书分类的原则和方法，后世虽略有增减和变更，但基本沿袭不变。至清代修《四库全书总目》，将史部分正史、编年、纪事本末、别史、杂史、诏令奏议、传记、史钞、载记、时令、地理、职官、政书、目录、史评共 15 类，又大大超越隋唐，堪为中国古代史学分类之大成，展现了中国古代史学著述的繁荣丰富和多姿多彩。

史书的编纂体例

中国古代史学持续几千年的发展，史籍浩如烟海。随着史学著作内容的日益丰富，编纂形式也经历了不断创新，从最初简单的记言、记事，到编年体、纪传体、纪事本末体三大主要史著体裁问世，再到典志体、纲目体、学案体及史考、史评体的丰富拓展，史籍体裁日益丰富和多样化，反映了中国古代历史认识的日益深化和史学视野不断开阔的发展历程。

1. 记言、记事的体裁萌芽

《礼记·玉藻》载："动则左史书之，言则右史书之。"《汉书·艺文志》又称："古之王者，世有史官，君举必书，所以慎言行、昭法式也。左史记言，右史记事。"二者关于左史、右史的分工不相一致，但都明确指出了中国史著体裁在萌芽时期就有了"记言""记事"二体之分。商代甲骨文、商周金文主要是记事的，《尚书》《国语》属于记言，偶或记载动作行事，也主要是交代言语的背景或场合的。

2. 编年、纪传与纪事本末体的问世

到春秋战国时期，记载各国历史的史书大量问世，于是记事和记言的古老体裁不能适应著史的需要，便出现了《春秋》《左传》《竹书纪年》等编年体史书。孔子《春秋》是中国古代第一部编年史，以年、月、日为序记述史事，但通篇记事，绝不涉及人物话语。到《左传》，把言和事糅为一体，发展成"言事相兼"的叙事模式，"烦省合理，故使读者寻绎不倦，览讽忘疲"（《史通·载言》），遂使编年体成为中国古代史书体裁

的主流之一。东汉荀悦的《汉纪》、东晋袁宏的《后汉纪》，都是运用编年体编撰的断代史。它们运用连类列举，即历史人物的"言行趣舍，各以类书"的方法，扩大了编年体的范围。到北宋司马光主编《资治通鉴》，成为编年体通史巨著，进一步丰富了编年体的表现手法。此后，还相继出现了南宋李焘的《续资治通鉴长编》、李心传的《建炎以来系年要录》，清朝毕沅的《续资治通鉴》、夏燮的《明通鉴》等编年体史著。

在编年体史著源远流长的同时，随着统一的秦汉王朝的建立，要全面认识封建王朝社会生活的各个方面，编年体撰述难以适用，于是司马迁以《史记》开创的多种体裁综合运用的纪传体史书应运而生。纪传体以本纪、世家、列传等人物传记为中心，辅以志、表，相互结合，形成了一个相辅相成的整体，既全面反映了各类历史人物的社会活动，适应了统一皇朝宣扬帝王将相主宰历史的需要，又能分门别类地叙述典章制度，便于总结统治经验和探讨治乱兴衰。因此，继《史记》后，经班固《汉书》断代为史，纪传体成为历代封建王朝历史编纂的正统形式，取得了"正史"的独尊地位，在汉代以后的史著编纂中影响最大。

🏛 知识链接："二十四史"知多少

纪传体史书在发展过程中，先后形成了"四史""十史""十七史""二十四史"等名称。"四史"是《史记》《汉书》《后汉书》《三国志》的总称。唐与五代先后形成"十史""十三史"之称。到宋代，则有"十七史"之称，即《史记》《汉书》《后汉书》《三国志》《晋书》《宋书》《南齐书》《梁书》《陈书》《后魏书》《北齐书》《周书》《隋书》《南史》《北史》《新唐书》《新五代史》。明嘉靖时校刻史书，于宋人所称"十七史"外，加宋、辽、金、元四史，合称"二十一史"。清乾隆时，《明史》告成，合明人所称二十一史，乃有二十二史之称，又诏增《旧唐书》，并从《永乐大典》中辑出薛居正《旧五代史》，合称"二十四史"。到民国七年，徐世昌下令，将《新元史》列为正史，遂成为二十五史。二十五史加上《清史稿》，我国的正史共有二十六部。

唐代杰出的史学家刘知几在《史通》中，将史书分为"六家""二体"。"六家"为尚书家、春秋家、左传家、国语家、史记家、汉书家，着重从内容上分；"二体"即编年体和纪传体。针对二体的不同特点、优劣与编写方法，刘知几进行了详细研讨，是对汉唐史学体裁发展的理论总结，奠定了中国古代历史编纂学的基础。

然而，无论是编年体还是纪传体，它们或以时间顺序记录史实，或对历史现象进行分类研究，都只能揭示历史现象的简单因果关系与类别特征，不能体现历史发展的内在联系和复杂关系，在记事方面也都有明显的"断续相离"的弊病。随着人们认识的深化，为对历史发展过程进行更加深入的综合认识，进一步探讨治乱兴衰的规律，为政治统治提供借鉴，南宋袁枢依据《资治通鉴》的内容，按事分别列目，各自成篇，按时间顺序编排，撰成《通鉴纪事本末》，创立了纪事本末体。它在比编年、纪传体更高的层次上完成对于史事的分析综合，实现了中国古代史书编撰体裁上的重大突破。

自袁枢创立纪事本末体之后，后世采用这一体裁者甚多，明代有冯琦撰《宋史纪事本末》，清代高士奇撰《左传纪事本末》、李有棠撰《辽史纪事本末》《金史纪事本末》、张鉴撰《西夏纪事本末》、谷应泰撰《明史纪事本末》、杨陆荣撰《三藩纪事本末》等。在清代《四库全书总目》中，"纪事本末"成为史部著述的一个独立门类，与编年、纪传一起，共同成为中国古代史著体裁的三种主要形式。

编年、纪传与纪事本末三种体裁在纪事上，或"以年为经"，或"以人为经"，或"以事为经"，特点不同，各有优劣。

编年体的长处在于，一切事迹按时间编排，可以避免重出，较易反映同一时期各历史事件的联系。短处在于以帝王活动、国家政事为中心，凡与此关系不大的人物事迹皆隐埋不彰。另外，同一事件常前后分割，一件史事甚至分散在几年乃至几十年的记载中，以致首尾不能连贯，不易集中反映历史事件的前后联系。纪传体的长处在于，可全面反映各类人物的历史活动，记述范围广泛，无论天文地理、朝章国典、达官贵人、山林隐逸，都可记载。短处在于，一人一事若牵涉面广，必分别记述，不免重复烦琐，也难以清晰表达历史发展的时间顺序和各历史事件与人物间的相互联系。纪事本末体的长处在于，揭事为题，汇聚条分，首尾详备，巨细无遗。短处在于所述多为国政大事，分目琐碎，难以融会贯通。三种史体，各有短长，若考一代之史，以编年为长；若详一人事迹，以纪传为佳；若一事首尾历时久长，涉及人数众多，则以纪事本末体编撰，才能明晰、贯通。

3. 典制、纲目、学案、史考与史评体的拓展

中国古代史著除编年、纪传、纪事本末三大主要体裁外，为适应史学内容的不断丰富，在编撰上又产生了典制体、纲目体、学案体、史考体、史评体等众多新体裁，使史书体裁实现了进一步丰富与拓展。

典制体，亦即《四库全书总目》中的"政书"，它分门别类地记述历代的典章制度，是从纪传体史书的"书""志"中发展出来的独立体裁。我国第一部典制史著述是唐代杜佑的《通典》。全书200卷，分食货、选举、职官、礼、乐、兵、刑、州郡、边防九门，每门之下又分若干子目，综合各代，贯通古今。其后，南宋郑樵作《通志》，宋元之际马端临撰《文献通考》，体例上较《通典》有所增益。《通典》《通志》和《文献通考》所述典制都有贯穿各代的通史性质，后人将其合称"三通"。清乾隆年间官修《续通典》《续通志》《续文献通考》《清通典》《清通志》和《清文献通考》。再加上1935年刘锦藻编《清续文献通考》，就成为贯通上古到清末典章制度的"十通"。

此外，典制体中也有专详一朝的典章而断代为书的，称为"会要体"。如唐德宗时苏冕撰《会要》百卷，记唐高祖至德宗九朝典章制度。

此后各朝都非常重视修撰会要，卷帙浩繁。私人撰著中较为重要的有北宋王溥的《唐会要》和《五代会要》，南宋徐天麟的《西汉会要》和《东汉会要》，清代姚彦渠的《春秋会要》、孙楷的《秦会要》、杨晨的《三国会要》等。

纲目体由南宋朱熹开创。朱熹原计划仿孔子春秋笔法删削《资治通鉴》，后受到袁枢的影响，结合纪事本末体写成《通鉴纲目》，创立了"纲为提要，目以叙事"的纲目体形式。其纲仿《春秋》而兼采诸史之长，目仿《左传》而稽合诸家之粹。纲和目不仅在体裁上标题明确，叙事分明，而且每一纲目也都有渊源，寓意尤深，遂为后世部分史家奉为典范，不断有人仿例续补，如明商辂作《续资治通鉴纲目续编》，明南轩撰《资治通鉴纲目前编》，以及清吴乘权等编辑的《纲鉴易知录》等。

学案体是适应学术史编写需要的体裁。这种体裁有学者传记、言行录、著作摘要、评论等，特别重视学派的师承关系，起源可上溯至《庄子·天下》《荀子·非十二子》。司马迁《史记》中的《儒林列传》和《仲尼弟子列传》，堪称学术体的雏形。宋代以后理学盛行，各宗派门人都注重编纂本学派的宗旨、渊源，例如朱熹撰《伊洛渊源录》，明周汝登撰《圣学宗传》。明末清初，黄宗羲在此基础上著成学案体专著《明儒学案》。该著在每一学案中先为诸家撰写小传，概述其生平，再录各家学说精要，明确各家论学旨趣，文析宗派，条整源流，体大思精，网罗宏宕，成为中国学术史开山名著。随后，又续作《宋元学案》。后人仿例续作的有清唐鉴的《国朝学案小识》、江藩的《汉学师承记》《宋学渊源记》及徐世昌编纂的《清儒学案》等。

史考体属考史著作，是随着史学发展对史实进行考证而诞生的新体裁。在宋代已经出现了史考体专门著作，如南宋李心传撰《旧闻证误》、王应麟撰《汉书艺文志考证》等。综观历代考史成就，以清代王鸣盛《十七史商榷》、钱大昕《廿二史考异》、赵翼《廿二史札记》最为著名。三书所考对象包括当时尚未列入正史的《旧唐书》与《旧五代史》，实际上涵盖了《史记》以来的二十四史，所考内容除校勘本文、补正讹误、考订史实、辨别真伪外，兼论舆地、职官、政事、典章制度与世系沿革，是当时的考史名著。

史评体是就史事、史书或史家进行评论褒贬的一种体裁。在类型上分为两种：一是以客观历史，包括历史事件和历史人物为评论对象，其目的是要取得可资鉴戒的历史教训；一是以史学，包括史籍、史家作为评论对象，目的是总结史学经验，阐述史学理论，提高史著水平。前者最初是随书附载，如《史记》中的"太史公曰"，或贾谊《过秦论》、陆机《辨亡论》之类的专篇论述，到宋明以后开始发展为专书，代表著述有王夫之的《读通鉴论》与《宋论》。《读通鉴论》是对《资治通鉴》所载史实加以分析、评论；《宋论》专评宋代史事，借史为鉴，是《读通鉴论》的姊妹篇。后者代表性的著述有唐刘知几的《史通》、南宋郑樵的《通志·总序》及清章学诚的《文史通义》。

内容决定形式。史著内容的不断丰富，领域的不断拓展，推动了编纂体裁的不断创新和多样化。从远古时期记言、记事的体裁萌芽，到适应历史叙述的编年、纪传、纪事本末三大主要史著体裁的诞生，再到适应各个不同历史领域的典制体、纲目体、学案体及史考与史评体的出现，反映了中国古代史学多方面深入发展的辉煌成就。

史学的成就与影响

爱史重史的民族特性

虽然有了人类就有了人类的历史，有了人类的历史也就有了关于人类历史活动的感知、理解与回忆的历史意识的诞生，但这种回忆往事的自发的人类历史意识只能成为史学的胚胎和萌芽，只有当它上升到自觉的历史意识的高度，并以文字予以记载传承时，史学才会真正形成。因此，在世界各民族中，虽然伴随着自发的人类历史意识，每个民族的文化发展中都有史学的胚胎和萌芽，但这种史学的胎芽却仅在古代中国和古代希腊这仅有的两处破土而出，宣告了史学的真正诞生。而且在史学诞生的这两大发源地中，与古希腊相比，中国人的历史意识又更为自觉和发达。可以说，在整个世界文化史上，酷爱历史、自觉回忆历史并加以理解和记录，以供后人考察和研究，是中华民族特有的文化传统。历史意识的高度自觉与发达，以及由此形成的爱史重史的独特民族品性在世界各民族中是绝无仅有的。

在世界各文明古国中，古埃及历史非常悠久，并经历了多次外族的入侵和统治，最终为波斯人、希腊人、罗马人先后征服，但在这漫长的历史发展中，古埃及人却没有自己的历史著述，以至埃及文明史上留下了许多无法解决的疑问，直至今日仍是未解之谜。古印度则只有口耳相传的宗教经典和传说资料，其宗教中的时间观念不是极长的"劫"，就是极短的"刹那"，没有明确的历史时间观念，从而也没有自觉的历史意识，历史记载近乎空白，以至印度的确切历史要从公元前六世纪后被波斯人和马其顿人入侵才逐渐揭晓。对于印度人历史意识的缺乏，黑格尔曾感叹说："因为这个原因，最古老而又最可靠的印度历史资料，反而要从亚历山大开了印度门路以后的希腊著作家笔下的文字里去寻找。"① 至于古代两河流域，包括古巴比伦王国在内出现了诸多民族，他们对古代文化的发展虽也做出了众多贡献，但同样没有留下多少关于自身的历史著述。

古代希腊，作为史学的两大发源地之一，虽然诞生了希罗多德、修昔底德等著名史家及《希波战争史》《伯罗奔尼撒战争史》《希腊史》等历史著述，并与此后的古罗马史学一起构成了西方史学史上辉煌的古典阶段，但到中世纪，西方史学却沦为注释宗教创世及末世论、罪罚论等神学思想的工具，史学蜕变为非史学。而且，在古希腊，史学并不是如同哲学、数学、医学那样的专业学科，史学著述仅是一些具有历史感的业余知识分子撰写的，在古希腊的学术文化中不占有重要地位。因为古希腊的基本文化精神是对于稳定的秩序，对于永恒不变的对象的追寻，这种主流文化精神强调的是作为一般、普遍的抽象共性，与史学所面对的人类社会不断变化的具体性、个别性恰恰相反。因此，希腊人虽然也不排斥史学对于生活的指导，但他们认为历史在根本上是不可能认识的，史学不可能提供真知，它所提供的仅仅是作为知觉集合的意见而已。正是这种反历史的文化精神，亚里士多德才认为诗较历史更具哲理，更为重要，因为诗更多地讲述一般，历史则更多地讲述个别。注重一般、普

① ［德］黑格尔《历史哲学》，王造时译，上海书店出版社 2006 年版，第 151 页。

遍这些永恒不变的确定性对象，使希腊人不关心自己的历史，在教育中也没有史学的学科设置，史学的发展完全依靠私人的业余爱好和兴趣而得以维系。

在与世界各古老民族的比较中可以发现，中华民族是一个历史意识格外自觉和发达的独特民族。"黄帝之史"仓颉造字的远古传说就已透露出中国人重视历史记载的观念在文字诞生之时就已形成。这种发达的历史意识使中国古代史官的设置年代非常悠久，史官的地位也极尊崇。除了传说中的仓颉，相传夏代有史官终古，殷代有史官向挚。西周以后，载于典籍的史官便代不乏人，如史佚、史伯；春秋时期，晋有史臣董狐，齐有太史南史。据钟鼎铭文记载，天子赐钟鼎给公卿诸侯，往往派这些史官做代表，去行给奖礼。西周时代的史佚见于钟鼎文记载就不下数十次，可见史官尊崇的社会地位。

先秦时期史官设置的悠久传统，使中国自上古以来就产生了丰富的史官记载，这又为春秋以后私人撰史创造了条件。此后，在几千年的历史发展中，中国史学沿着官修与私撰两大途径持续发展，形成了世代相续、绵延几千年从未中断的历史记载，在世界各民族发展史上绝无仅有。

随着中国史学的持续发展，中华民族历史意识的发达也得到了不断的诠释和体现。

早在西周初年，周人便形成了"殷鉴"的观念。《诗经·大雅·荡》说："殷鉴不远，在夏后之世。"《尚书·召诰》说："吾不可不监于有夏，亦不可不监于有殷。"明确提出了历史鉴戒的思想。到战国时期，孟子评论孔子作《春秋》说，"王者之迹熄而《诗》亡，《诗》亡然后《春秋》作"，并认为，"孔子作《春秋》而乱臣贼子惧"，揭示了史学对于社会发展的重要作用。到汉代，司马谈在临终时表示："今汉兴，海内一统，明主贤君忠臣死义之士，余为太史而弗论载，废天下之史文，余甚惧焉，汝其念哉！"（《史记·太史公自序》）表达了对"天下之史文"的深深忧虑。司马迁正是继承父亲的未竟之业而写出了《史记》。

到唐初，令狐德棻向唐高祖李渊提出建议，认为"近代已来，多无正史"，"如至数十年后，恐事迹湮没"，"如文史不存，何以贻鉴今古？"（《旧唐书·令狐德棻传》）因而主张修撰前代所缺正史。随后，唐太宗时，史馆修成梁、陈、齐、周、隋"五代史"，并重修了《晋书》；唐高宗时，史馆修成《五代史志》，史家李延寿撰成《南史》和《北史》，共完成了二十四部正史中的八部。这一中国史学史上的盛举与唐初史家与君臣"贻鉴今古"的自觉历史意识是密不可分的。

元初大臣王鹗提出撰写辽、金两朝的历史，他认为："宁可亡人之国，不可亡人之史。若史馆不立，后世亦不知有今日。"（《元朝名臣事略·内翰王文康公》）正是这种鲜明的历史意识，元朝编修了宋、辽、金三朝历史，推进了多民族国家的历史撰述。明清之际，黄宗羲更提出"国可灭，史不可灭"；后来龚自珍更说，"史存而周存，史亡而周亡。""灭人之国，必先去其史；隳人之枋，败人之纲纪，必先去其史；绝人之材，湮塞人之教，必先去其史；夷人之祖宗，必先去其史"（《古史钩沉论二》），认为史学直接关系到天下兴亡、民族存灭。正是中华民族历史意识的自觉和发达，形成了爱史重史的独特民族品性，并在几千年的历史发展中，创造了璀璨辉煌的史学成果。

古代史学的辉煌成就

中华民族历史意识的自觉和发达，孕育了悠久的史官制度、日益健全的修史机构和异常发达的私人著史，从而催生了浩瀚的史籍，连续不断的记载，以及繁富多样的内容与形式，创造了中国古代史学的辉煌成就。

典籍数量繁多，这是中国古代史学的显著特点。除了数量浩繁，史书记载的连续性也是与世无匹，格外醒目。从现存的文字记载和历史典籍看，甲骨文、金文、《尚书》《春秋》《左传》《国语》《战国策》及《世本》《竹书纪年》等，记述了先秦时期的中国历史。司马迁在这些成果基础上，结合实地考察与秦汉之际的历史发展，写出了自黄帝以至汉武帝时期的中国通史——《史记》。此后，或断代史，或通史，或专史，或方志，或传记，历史撰述从未间断，形成了连续不断的多层面的历史记载和历史撰述，为世界史学上绝无仅有的学术壮举和文化奇观。这既是中国历史连续性发展的客观产物，更是中国史家历史意识的高度自觉，视历史撰述为神圣事业的实践结晶。

这种历史撰述的连续不断，使中华民族成为世界上唯一拥有"五千年文明史"的伟大民族。这种"五千年文明史"，并不是从中华民族客观发展的历史过程而言，因为从客观发展的历史过程看，像古埃及等一些民族比中华民族的历史甚至还更为悠久，但是，从历史记载即史书的角度看，中国古代史书，尤其是二十四部"正史"的记载就形成了由黄帝起始到清朝约五千年连续不断的文明发展史。中华民族如此长时期连贯而完整的历史记载所呈现的民族发展史在世界史上是独一无二的。历史记载的连续性及由之形成的自成体系的记史方式和自具特色的史学精神，也就成为中国史学辉煌成就的显著表现。

古代史学的辉煌成就还表现在随着历史记载的连续进行，史学内容的不断丰富以及体裁形式的推陈出新。

在史学内容上，先秦时期，史书已涉及政治、军事、民族、制度、地理、天文等不同内容，到司马迁作《史记》，史学则向人们展示出社会历史进程、朝代兴衰、人物活动、民族关系、典章制度、社会风习以至中外交往等纷繁复杂的社会历史内容。到魏晋南北朝时期，史学多途发展，史学内容得到不断丰富和拓展，在史书分类上由南梁阮孝绪《七录》的 12 类，到唐初《隋书·经籍志》的 13 类，再到清代《四库全书总目》的 15 类。史学内容的不断丰富在典制体史书的撰述上表现更为明显。唐代杜佑在《通典》中分历代典章制度为食货、选举、职官、礼、乐、兵、刑、州郡、边防等 9 门，马端临《文献通考》则分历代典制为 24 门，其中仅《通典》中"食货"一门就演变为"田赋考""钱币考""户口考""职役考""征榷考""市籴考""土贡考""国用考" 8 门，到明中后期王圻著《续文献通考》，历代典制又分为 30 门，可见史学内容不断丰富和深化的发展趋势。

史学内容的不断丰富使史学的表现形式不断创新，从最初的记言、记事到《春秋》《左传》等编年体史书的问世，再到《史记》《汉书》开创的纪传体史书的诞生，中国史学最主要的两种体裁趋于定型。到唐代，典制体通史《通典》问世，又突破了编年、纪传的"二体"格局，它从典章制度的制订、演变，探讨其对于为政得失、民族关系、社会进步、历史进程的影响，突出了史学为现实社会政治变革服务的经世作用，使典制体成为中国史书的又一重要表现形式。宋代以后，中国史学的高度繁荣，使史学体裁更趋多样化，袁枢的纪事本末体、朱熹的纲目体、黄宗羲的学案体，以及史考、史评等各种不同体裁竞相涌现，以多姿多彩的形式展现了古代史学丰赡繁富的思想内容，共同铸造了中国古代史学的宏伟大厦。

经史相为表里的显学地位

历史意识的发达与爱史重史的民族性格使中国文化在起源处便表现为史官文化的形态。作为上古文献汇集的"六艺"，当时都是由史官记载和执掌的，并以学在官府的形式得以传承。到春秋末期，随着王室衰微，学术下移，孔子整理编订"六艺"，使之成为儒家学派的基本典籍，并在战国时期获得了"六经"的尊称。但这时，经与史实际上是混沌相错的，"六经"是"经"亦是"史"，从对民族文化精神和文化生命的揭示与塑造的角度看，"六经"具有揭示民族文化常道的意义，是"经"；而从保存春秋以前的历史文献的角度看，"六经"也是"史"，经、史之间并没有明确的区分。

将"六经"视为"史"，实际上具有多方面的意义。首先，"六经"作为上古三代的"先王政典"，具有重要的史料意义，所以古人一直说，《易》是上古卜筮之史，《书》是尧舜以下史，《诗》是商周史，《礼》《乐》是西周史，《春秋》是东周以下史。"六经"作为三代以来的文献汇编，自然成了认识三代历史的基本史料。其次，"六经"中的《尚书》与《春秋》以记言或编年记事为形式，在历史编纂上更成为中国史籍的直接源头。而最为重要的，视"六经"为"史"，是因为史学并不同于简单的历史记录，它必须具有贯穿于史事之中的史学思想，即通常所谓的"史义"，而"六经"经孔子的编订，其中已经形成了较为成熟的历史观念与历史意识，具有相当丰富的史学思想，对后世史学的发展产生了巨大影响。

这些历史观念或史学思想在每部经书中都有相对集中的体现。如，《易经》具有明显的历史通变思想；《尚书》突出了历史盛衰的总结意识；《周礼》反映出政教礼治，以及民本、德刑的重要观念；《诗经》展现了一种文化风俗史观念；《春秋》则凸显了历史编纂思想，它强调"属辞比事"，将史事、史文与史义相结合，编纂形式与历史观点相统一，更成为后世史书编纂的范式。除了上述史学思想外，"六经"中还孕育有通经致用、道德垂训、忧患意识等多方面的思想，成为中国后世史学思想发展的渊薮。

作为我国流传下来的最早文献典籍，"六经"所具有的经史同源、亦"经"亦"史"的特征，使中国文化在源头处便呈现出经史相为表里的重要特点。正因为"六经"的这一形态特点，后世今文经学与古文经学家站在"经"或"史"的不同角度，对孔子与"六经"也就产生了不同的认识。其中，今文经学家主要是站在"经"的角度，强调孔子是"创作"，"六经"揭示的是天地之常道；而古文经学家则更多地强调"六经"

的"史"的色彩，由此认为孔子是"述而不作"，"六经"仅是保存和传承上古三代的历史文献。实际上，孔子整理编订"六经"，是寓"作"于"述"，既"作"又"述"，民族文化精神所体现的永恒贞常的"经"的意义是寓于对上古三代之"史"的绍述之中的，"经"的永恒贞常性也正是通过"史"的变动不居的发展而得到彰显和体现。"六经"这种寓经于史、以史彰经的学术特色奠定了后世经史之学密不可分的学术因缘。

春秋以降，随着学术文化的发展，到汉武帝时代，儒家经学正式兴起，与此同时，司马迁提出"成一家之言"而完成《史记》的撰述，也宣告了史家与史学的正式形成，由此，经史之间从先秦时期的混沌未分中实现了相互分离，并相继独立成学。但是，经史之间的学术分离并没有改变二者相为表里的密切关联。对此，司马迁及后来的班固等人具有明确的学术自觉，在史学实践中贯穿着鲜明的崇经意识。如，司马迁在《史记》撰写中，明确提出要"正《易传》，继《春秋》，本《诗》《书》《礼》《乐》之际"，在评判史实与选取史料上也是"折中于夫子""考信于六艺"，凸显以"六经"统帅其史著的思想；班固在《汉书》中体现的儒家经学的正统观念更为突出，史学崇经意识更为浓厚。正因为经史之间相为表里的密切关系，加以当时史籍数量较少，所以，刘歆、班固在图书分类中才将史学附于"六艺"中《春秋》之下。

两汉以后，史籍数量激增，在图书分类上，史学也逐渐从经学中独立出来，到《隋书·经籍志》开始正式位居经部之后。但是，经史之间相为表里的内在关系并没有改变，在两汉以后的学术发展上，经史之间相互影响，相互作用，呈现出同步共振的密切关联。

具体来说，魏晋南北朝时期，与经学玄学化倾向相一致，史学也表现出重视品评人物与历史评论的玄学化色彩。而且，南朝史学的序、论、赞更具历史洞察力，北朝史学评论则更多是就事论事，缺乏思辨，这与南北经学的风格差异高度一致。到隋唐时期，与经学走向统一和总结相适应，唐初八部正史和史评专著《史通》的问世也标志着史学发展的总结。宋代以后，经学进入到义理形态的宋学时代，理学高度发达。在义理经学的影响下，史学发展走向高度繁荣，并呈现出注重通变、天理、正统及春秋笔法等明显的义理化倾向。宋代欧阳修、司马光、范祖禹等重要的史学家本身都与理学发展有密切关联，而作为理学的集大成者朱熹，也同是有重要建树的史学家，经史之学的关联表现得非常明显。明清之际，顾炎武、黄宗羲和王夫之等人反对宋明理学的空疏学风，倡导经学经世之风的思想，也同样表现在他们经世致用的史学思想上。乾嘉时期，与经学考据之风同时盛行的是考据史学的蔚然成风，并诞生了《廿二史考异》等三大考史名著。到鸦片战争以后，经史之学都与救亡图存的现实政治相结合，但在剧烈的时代变革的历史背景下，传统经学走向衰落，而传统史学也出现严重分化，并以新史学的学术变革而逐步走上现代史学的发展新阶段。

综观传统经史之学的发展历程，二者自汉武帝时代同时兴起，经历了中国古代社会同步共振的持续繁荣发展，到晚清时期共同走向衰落，并为现代学术研究所取代。两千多年间，史学由两汉时期附于经，到晋唐时期图书分类次于经，再到明清时期强调"六经皆史"而将经等同于史，直至近代章太炎提出"夷六艺于古史"（《訄言·清儒》），将"六经"历史文献化，史学凌驾于经学之上，经史之间的学术地位经历了多次变动，但纵观两汉以后两千多年的学术发展，经史之间相为表里的本质特征却从未变动。对此，继司马迁与班固等两汉史家后，隋代的王通，宋代的二程、朱熹，明代的王阳明、王世贞、李贽，以及清代的章学诚、龚自珍等人都从不同角度对经史之间相为表里的关系进行了理论揭示。其中，李贽更直接撰写了《经史相为表里》一文。他说："经史一物也。史而不经，则为秽史，何以垂戒鉴乎？经而不史，则为说白话矣，何以彰事实乎？故《春秋》一经，春秋一时之史也。《诗经》《书经》，二帝三王以来之史也。而《易经》则又示人以经之所自出，史之所从来，为道屡迁，变易匪常，不可以一定执也，故谓六经皆史可也。"

综观他们的阐释，经学主要是载道与明理的，而史学则是纪事的，但道与器、理与事是不能分离的。因此，欲重经学以传道明理，则必重史学，在史事发展中彰道穷理，否则必沦为空疏无用之学；而欲重史学，则又必重经学，因为史学不仅仅是记事、属文，更重要的是在记事属文中表达与彰显"史义"，即史学思想，从而传存经学之"道"，以实现经世垂训的价值功用，这又与经学息息相通。正由于道器不二、理事不二，所以，史以经明理，经以史彰事，经史之间有着不可分离的内在关联。

"经史岂有二学哉！"（《廿二史札记·序》）在中国古代学术中，经史之间作为不同的学术形态，虽分而实不可分，不研究一个时代特定的经学就不可能理解这一时代的史学，而不研究这一时代的史学，也不可能认识这一时代的经学风貌与本质特征。史学与经学之间相为表里的密切关联，正是在经学居于统治地位的古代学术发展中史学能够高度繁荣并与经学并为"显学"的根本原因。所谓"出乎史，入乎道，欲知道者，必先为史"（龚自珍《尊史》），汗牛充栋的浩繁史籍，为中华民族文化生命的成长与文化精神的孕育发展发挥了重要作用。

民族文化生命的历史生成

史学与经学相为表里的学术特征，使经学传承的民族文化生命通过史学的连续性记载，在历史发展中得到具体呈现和多方面展开。中华民族的文化生命也在历史的发展中经由上古时代的孕育而逐渐发展壮大，从黄河中下游的中原地区而最终拓展至西起帕米尔高原，东濒大海，北抵广漠，南接横断山脉的广袤的东亚区域，在世界文化史上成为唯一经由文明古国的连续发展而进入现代社会的伟大民族。

　　辉煌的史学成就既生动地展示了中华民族文化生命的历史生成，也熔铸和塑造了这一民族文化生命既久且大的内在精神。几千年连续不断的史学记载及其所展示的中华民族不断繁衍壮大的历史发展，正是这种民族文化生命精神高度自觉的文化历史实践的产物。在今天传承中国古代史学宝藏的核心内容，正在于继承和发扬历经五千年文明发展所积淀形成的民族文化生命及其内在的伟大精神。

　　现代考古研究揭示，史前时期中国境内出现了众多古人类活动遗迹，范围非常广泛。在距今约5000年的新石器时代晚期，黄河中下游的中原地区出现了以炎帝、黄帝为首的部落联盟，在不断融合周边部落族团中逐渐形成华夏族体，后率先建立夏王朝，跨入文明社会。此后又经商、周两代的发展，多元一体的华夏民族初具规模，形成以黄帝为始祖的统一认同。作为这种民族统一体的观念反映，西周初年出现"中国"一词，用来指称中原地区及其文化，"夏"也成为"中国之人"的统一族称。与"中国"和"夏"人对应的是四方诸侯与夷、蛮、戎、狄等其他周边各族。

　　春秋时期，在以"中国""诸夏"指称齐、鲁、晋、郑等中原诸侯的同时，又出现了"诸华"与"华夏"的称谓。对于"华夏"一词，唐代孔颖达称："中国有礼义之大，故称夏；有服章之美，故谓之华。华、夏一也。"在华夏族周边，文化较低的各族则被统称为"四夷"。而自西周晚期以来，周边各族纷纷向中原迁徙，华夏族与四夷的矛盾和冲突加深。随着平王东迁，周室衰微，礼崩乐坏，中原诸夏倍感威胁，于是，华夏族的民族认同与攘夷思想得到发展。在这一背景下，齐桓、管仲首倡"尊王攘夷"，齐桓公成为春秋五霸之首。据《左传·闵公元年》载，"狄人伐邢"。管仲对齐桓公说："戎狄豺狼，不可厌也，诸夏亲昵，不可弃也"，体现了"夏夷之防"的强烈观念。

　　这种"夏夷之防"或"华夷之辨"，既具有地域与血统因素，更有文化发展上的"文""野"之别，而后者更具有本质意义。就是说，区分华夏与四夷的标准，关键不在于其族类的起源、地域、血统因素，而在于其言行是否合于"周文""周礼"的文化因素，尊礼则为诸夏，背礼、贬礼则为四夷。到孔子编修《春秋》，已明确地将文野之别的"礼"视为区别华夷的最高标准。无论对于与周宗室同姓的鲁、卫，异姓的齐、宋，还是四夷的秦、楚，中国可以退为夷狄，夷狄可以进为中国，专以礼教为标准，而无亲疏之别。"华""夷"可在不同场合下易位而称。如，杞国本是诸夏之一，在《春秋》中多以"伯"相称。但在鲁僖公二十三年、二十七年与襄公二十九年所记的杞成公、杞桓公与杞文公都改称为"杞子"，因为他们"用夷礼"，故改"伯"为"子"，以示贬损。而在鲁宣公十二年的晋楚之战中，"蛮夷"的楚国大败华夏晋国，《春秋》却以楚为"礼"而贬晋。董仲舒在《春秋繁露·竹林篇》中评论说："《春秋》之常辞也，不予夷狄而予中国为礼，至邲之战，偏然反之，何也？《春秋》无通辞，从变而移。今晋变而为夷狄，楚变而为君子，故移其言而从事。"

"《春秋》用夏变夷者夷之，夷而进于中国则中国之"（罗泌《路史·国名纪》）。孔子以文化为标准来评判"华夷之辨"，虽然不乏华夏文化中心与贬损歧视周边各族的民族尊卑贵贱思想色彩，但凸显了"华夷之辨"在本质上是文明与野蛮、先进与落后之辨，野蛮、落后的"四夷"只可为文明与先进的中国、华夏所同化，而不能走相反的"以夷变夏"的道路，从而为华夏民族的历史实践树立了践仁崇礼、远野蛮而趋文明的崇高文化理想，标志着民族文化生命的高度自觉。

正是这种从文化而不是从种族血统的角度看待夏夷关系，才有力消解了自然血统的民族多元与对峙局面，加快了中原华夏与四夷在趋向文明发展道路上的不断融合，使华夏族体不断扩大。到战国时期，华夷对立已渐消解，春秋时还是"夷狄"的秦楚，此时已并称"诸夏"，同列"中国"，以华夏族为核心，包括"四夷"在内五方之民共为"天下"的华夷一统的观念逐渐形成。到秦统一六国，大一统的多民族国家正式确立。此后，经两汉四百年大一统王朝的长期发展，华夏族不仅发展成为统一的多民族国家的主体民族，并通过自身的凝聚作用，与周边民族不断融合，广泛分布于黄河与长江两大流域的平原地带，在两汉以后逐渐拥有了以"汉"命名的新族称。

两汉时期，边疆各族常称汉王朝郡县之民为"秦人""汉人"，同时"胡汉""越汉""夷汉"并称。魏晋以后，随着五胡乱华，匈奴、鲜卑、羯、氐、羌等民族在中原建立了诸多割据政权。这些少数民族久与汉人杂处，成为统治民族后，在制度与文化方面力求继承中原文化固有传统，于是，按照"中国"指称中原地区的固有含义，遂自居"中国皇帝"，并要求与原来的"中国人"共有"中国"称号。这样，原来的"中国人"被明确称为"汉人"，"汉人"正式成为族称，各少数民族则逐渐总称为"蕃"。"蕃汉"成为反映各民族总体关系的新称谓，"中国"则成为各民族所共有的称号。

与此同时，魏晋之际开始由"中国"与"华夏"复合形成"中华"一词，在含义上与"中国"相同，但更多用来指称中原的传统文化和具有这种文化的士人。但随着"中国"称号为各民族共有，"中华"的含义也出现相应变化，它不仅指代原来的华夏、汉人的活动区域与文化传统，也被在中原称帝立都的少数民族所分享。到南北朝时期，鲜卑人建立的北魏更强调自己是"黄帝少子昌意之后"，又居"中国"，在传统文化上也居于中华正统地位，至于南方本是继承中原文化的汉族政权反被斥为"南伪"（《魏书·韩显宗传》）。至孝文帝行汉化，改汉姓，更显示北方少数民族政权力求继承中原传统文化的重要特点。

东晋十六国与南北朝时期，秦汉以来以华夏族为主体的大一统国家走向长期分裂和动荡，由华夏族发展而来的汉族仅在南方保存维系了自己的政治统治和文化传统，从这一角度看，这时无疑是华夏民族文化生命发展中的严重困顿与晦塞不彰时期。但在历史的曲折晦暗中，汉民族大量南迁，却增进了南方百越、三苗族裔与中原汉族文化的融合；北方少数民族称帝立都，在长期的分裂动荡中却也以"中国""中华"自居，同样加快了不同民族汉化的过程。由此，历史的长期分裂与动荡，却在客观上促成了华夏民族文化在更大的范围和族群中迅速扩张与传播的发展进程，使更多的民族融合到华夏、汉族的主体之中，这又扩大了华夏民族文化生命的社会载体与活动范围，加快了中国各民族由野蛮趋向文明的发展进程，民族文化生命在这种曲折宛转中取得了惊人进步！

隋唐时期，开始收获这一进步的硕果。统治者一方面"复汉魏之旧"，"正礼乐"，"易服色"，重振传统礼乐制度与经史之学，另一方面又视华夷如一，"混一诸夏"，"无隔华夷"（裴矩《西域图记》）。唐代建国之初即颁布修撰梁、陈、魏、齐、周、隋六代史诏，将鲜卑族建立的北魏、北周作为正史撰述同等看待，体现了多民族国家文化认同的重要发展。以汉族为核心的民族融合在多民族统一王朝中快速发展，展现了华夏民族文化生命的巨大融合力与创造力，使唐朝成为中国古代文化发展的又一高峰。

此后，经宋、辽、夏、金等多民族政权的并峙发展，到元朝的建立，统一的多民族国家重新确立，中国各民族同源共祖与华夏民族的文化认同思想进一步发展。忽必烈即蒙古汗位后，"取《易经》'乾元'之义"，建国号为"大元"，充分表现出蒙古族建立的统一政权对华夏民族文化的自觉认同。而元末史家所撰《辽史》在这方面更具典型意义。其《世表》序称，按唐初所修《周书》，辽本炎帝之后，而按辽史官耶律俨所撰《辽史》，辽为轩辕后。将契丹视为炎、黄之子孙，与《史记·匈奴列传》称匈奴为"夏后氏之苗裔"一样，这种多民族同源共祖的思想可谓不绝于史。《世表》序并对此总括说："庖牺氏降，炎帝氏、黄帝氏子孙众多，王畿之封建有限，王政之布濩无穷，故君四方者，多二帝子孙，而自服土中者本同出也。"非常鲜明地揭示出民族融合过程中，中国各民族同源共祖与华夏民族文化认同的基本观念。

迄及明清，蒙汉、回汉、满汉融合进一步发展，统一多民族中国的古代发展过程已经完成，"中国人"成为中国各民族的共有称号。中华民族已从最初发源于黄河中下游的华夏族，到融合周边民族并在拥有黄河和长江中下游平原后形成汉族，再到此后汉族不断吸收其他民族成分而日益壮大，活动范围扩展至整个东亚的广袤区域，形成了以汉民族为核心的多民族相互联系、不可分割的统一整体，显示了华夏民族文化生命的宏伟创造力量！

对于这一伟大的民族统一体，清代学者王绍兰在段玉裁注解"夏，中国之人也"的案语中纠正说，"京师为首，诸侯为手，四裔为足，所以为中国之人也"（《说文段注订补·五》），生动地揭示了"中国人"在历史发展中已经成为包括各民族在内的有机统一体的重要认识。但这种包括中国各民族在内的民族统一体观念的真正自觉，却是在鸦片战争以后西方列强的进逼下逐渐形成的。面对西方列强的入侵与挑战，中国各民族内在联系、休戚与共的统一体意识得以唤醒，"中华"一词与西方传入中国的"民族"概念相结合，形成了"中华民族"的自觉观念，以汉族为核心包括50多个民族在内的多元一体的中华民族实现了由自在向自觉的历史转变。

近代梁启超曾一再强调，中国人在人类进化史上创造的最伟大的奇绩，就是能在中国如此广袤的国土上，在五千年如此漫长的历史中，形成了如此硕大无朋的民族统一体，将人类四分之一的成员融为一体，且日征月迈，生生不已，历久而弥坚。在世界史上，"实邈然更无匹俦。"[1]

"中国文化，表现在中国以往全部历史过程中，除却历史，无从谈文化。"[2]中华民族文化生命的成长及其文化精神与创造伟力的展现，正是在漫长的历史进程中逐步实现的。绵延不绝的史学撰述，生动地记载

---

[1] 梁启超《梁启超选集》，中国文联出版社 2006 年版，第 965 页。
[2] 钱穆《中国文化史导论·弁言》，商务印书馆，1994 年版，第 1 页。

了中华民族文化生命的成长历程。在以远野蛮趋文明的文化理想指引下，中华民族文化生命在历史实践中展现出践仁崇礼、尚和去同、自强不息、厚德载物、爱国爱民、天下一家、协和万邦等重要的民族文化精神，不断充实与丰富着民族文化的不竭生命，创造了五千年民族文化发展既久且大的宏伟奇绩。所有这一切，无一不是通过史学的载体而得以彰显和维系的。在现代社会背景下，体认与承续中华民族文化大生命，弘扬中华民族日进文明的文化精神，自然不能离开数千年浩瀚的史学记载！

中国历代史家从孔子作《春秋》始，无不注重对于历史人物的褒贬、进退，发挥史学劝诫、赞治功能，以直笔实录与书法不隐的精神表彰气节，发明沉屈，扬善惩恶，维系礼义文明于不坠，在史学纪事求真的同时，更展现出中华民族日进文明的实践创造精神。依托于史学的连续性记载，践仁崇礼、日进文明的民族文化生命精神才能得到自觉传承，即便在分裂动荡的晦暗闭塞时期，也能通过史学的传承而维系文明与正气，使其前后相续，晦而复明，沉而再起，不绝如缕，这也是华夏民族能够历经五千年发展中无数艰难险阻和困顿挫折而最终成为与世无匹、文明璀璨的泱泱大族的重要原因。

黑格尔曾说："历史对于一个民族永远是非常重要的，因为他们靠了历史，才能够意识到他们自己的精神表现在法律、礼节、风俗和事功上的发展行程。……历史给予一个民族以他们自己的形象，在一种情况之中，这种情况因此变为客观的情况。假如没有历史，他们在时间上的生存，在本身中便是盲目的——任性在多种形式下重复表演而已。历史使这种偶然性停止——给了它一种普遍性的形式，因此也就把它安置在一条指定的和限制的规律之下。"[①] 这段评论对于理解中国古代史学在中华民

---

①［德］黑格尔《历史哲学》，王造时译，上海书店出版社 2006 年版，第 150 页。

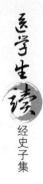

族文化生命成长上的重要意义，应是非常贴切和深刻了。

"大矣哉，盖史籍之为用也。"（《唐大诏令集·修晋书诏》）在全球化的今天研读中国传统史学，不仅可以居今识古，资、治、通、鉴，有裨于修身、治世与明道，对于续写中华民族文化生命的融合与创造伟力，推动统一的多民族国家文明进程的现代发展，以及建设和谐、文明的新世界，无疑仍将会发挥重要而积极的现实意义。

史学文献中的医家与医事活动

司马迁对医家与医事活动的开创性记载

华夏民族历史意识的自觉与发达，使爱史重史在先秦时期就已成为一种文化传统。医学活动作为华夏先民适应和改造自然的重要实践，也无疑是史学记载的重要内容。早在春秋时期，孔子整理的儒家"六艺"，以及战国时期出现的《左传》《国语》《战国策》等最早的一批私人历史撰述中，已经出现了很多关于医学活动方面的零星记载，成为中医学术文化形成的历史源头。

到汉武帝时期，伟大的史学家司马迁以"究天人之际，通古今之变，成一家之言"为职志完成了《史记》的撰述，记载了上自传说中的黄帝时代直至汉武帝时期共三千多年的历史，开创了中国古代纪传体史书的撰写体例。司马迁的《史记》按照 12 本纪、10 表、8 书、30 世家、70 列传，分为 130 卷，共 52 万多字，范围千古，包罗万象，开创性地记录了上古以来举凡政治、经济、军事、文化等各个方面的发展状况。司马迁创立的纪传体结构成为此后历代史家编史的样本，被誉为"史家之极则"。而司马迁在《史记》中所具有的卓见绝识与发凡起例之功，也被后世推崇为"史界太祖"。在这部中国古代史学开创性巨著中，司马迁卓绝千古的识力和笔力也同样表现在他在70列传中单独设置了《扁鹊仓公列传》，开创性地将先秦以来的医家与医事活动以专篇纳入到史学记载的范围，使《史记》成为一部上至天文，下至地理，中括人事，以及医药卫生等无所不包的恢弘巨著。后人誉之"范围千古，牢笼百家"，"史家之绝唱，无韵之离骚"，也就绝非溢美之词了。

《扁鹊仓公列传》位于《史记》中列传第45篇，全文长约9000字，详细记载了扁鹊和淳于意两位名医的生平事迹和医学成就，反映了战国至汉初医学的发展、传播、诊疗，以及医事制度等多方面历史状况，是我国古代最早的一篇医家传记。

扁鹊，约生活于公元前5世纪，是战国时期著名的民间医生，本姓秦，名越人，勃海郡郑邑（今河北任丘）人。师承长桑君，学得医术，后在陕西、河南、河北一带行医，首先运用中医传统的望、闻、问、切四诊方法，精通内、妇、儿、五官等各科，并善于用汤药、针灸、砭石、蒸熨、按摩等进行综合治疗，行医于民间，深受人们爱戴，而被尊称为"扁鹊"。司马迁在《史记》中特为扁鹊立传，使其成为中国古代正史中载有传记的第一位医学家。

在《扁鹊列传》中，司马迁记载了扁鹊行医的三件典型案例：一是切脉诊治赵简子，二是救治虢太子的"尸蹶"症，三是通过望诊对齐桓侯的病情发展进行了精准预后。后两则案例也是人们耳熟能详的"起死回生"与"讳疾忌医"典故的出处。通过这三件案例，司马迁展现了扁鹊高超的诊疗技术，并对扁鹊的脉学成就推崇备至，认为"至今天下之言脉者，由扁鹊也"。

作为一位伟大的史学家，司马迁不仅如实记载了战国时期扁鹊所代表的中医学发展的高超水平，更以史家特有的眼光彰显了扁鹊在医疗实践中所具有的理性精神和科学态度。他在扁鹊救治虢太子案后说："故天下尽以扁鹊能生死人。扁鹊曰：越人非能生死人也，此自当生者，越人能使之起耳。"在传记末，更借扁鹊之口总结说："使圣人预知微，能使良医得早从事，则疾可已，身可活也。人之所病，病疾多；而医之所病，病道少。故病有六不治：骄恣不论于理，一不治也；轻身重财，二不治也；衣食不能适，三不治也；阴阳并，脏气不定，四不治也；形羸不能服药，五不治也；信巫不信医，六不治也。有此一者，则重难治也。"这些精要的评论既展现了扁鹊实事求是的谦虚态度，又体现了他在破除巫医、鬼神观念，以及主张预防疾病和早期治疗方面所具有的进步思想。

《列传》的第二位人物"仓公"，姓淳于，名意，是西汉初年的著名医学家，临淄（今山东淄博）人。由于他做过齐国管理粮仓的太仓长，故被称为"仓公"。淳于意从小喜爱医术，后拜公孙光与公乘阳庆为师，经数年学习，医术精良，为人治病，决断生死，多获应验。但他为人耿直，不肯显名，于汉文帝年间遭人控告，依据汉律将被押送长安处以肉刑。淳于意有五个女儿，临行之际，围父而泣，使他不禁感慨地说："生子不生男，缓急无可使者！"小女儿缇萦听后十分伤心，遂随父西去。至长安后，缇萦上书文帝，称其父廉平守法，表示愿"入身为官婢，以赎父罪"。文帝感其孝诚，赦免了淳于意的肉刑，令其携女归家，并下诏废除肉刑，改革刑制。这就是中国历史上著名的"缇萦救父"的故事。

淳于意归家后，汉文帝下诏书详细询问其学医经过、治病决断及带徒等具体情况，他一一做了回答，其中叙述了 25 则疾病诊治情况，包括患者的姓名、性别、职业、里居、病因病机、诊断、治疗及预后等具体细节。司马迁把这些如实地记载在《仓公列传》中。这 25 例病案就是中国医学史上著名的淳于意《诊籍》。

在《诊籍》的 25 则病案中，记有疽、气鬲、涌疝、热病、风瘅客脬、肺消瘅、遗积瘕、迵风、风蹶、气疝、热蹶、龋齿、不乳、肾痹、月事不下、蛲瘕、中热、痹、沓风、牡疝等大约 23 种病名。所论病因，除房事与饮酒外，还有过劳汗出、外感风寒、湿邪等。在疾病诊断上，《诊籍》展现了淳于意精于望诊而尤精于脉诊的特点。其中，25 例中有 2 例是单纯通过望色做出准确诊断的，另有 19 例是根据脉象来判断死生的。而且，在齐王侍医遂病案中，淳于意更针对侍医遂引扁鹊之论说："扁鹊虽言若是，必审诊，起度量，立规矩，称权衡，合色脉表里、有余、不足、顺逆之法，参其人动静，与息相应，乃可以论。"强调已有的理论仅是从大体上对病情进行概括，诊病时必须审慎行事，只有诸诊合参，全面把握，才能避免错误，展现了淳于意对于诊断的丰富经验和精深认识。在治疗上，淳于意以药物为主，包括汤剂、丸剂、散剂、酒剂、含漱剂，还有催乳、冷敷、外敷、阴道坐药与针灸等方法，丰富多样，反映出汉初方药治病已积累了丰富的经验。

淳于意通过 25 例诊籍展现高超医技的同时，面对汉文帝的询问"诊病决死生，能全无失乎"，却能客观务实地回答，"意治病人，必先切其脉，乃治之。败逆者不可治，其顺者乃治之。心不精脉，所期死生视可治，时时失之，臣意不能全也"，体现了他求实、谦虚的名医风范。

司马迁的《扁鹊仓公列传》生动地刻画了战国名医秦越人和汉初名医淳于意的形象，反映了当时医学发展的成就和师徒传授中禁方流传的时代特点，对于认识这一时期的医学发展史具有重要价值。尤其是淳于意的《诊籍》，更是中国现存最早见于文献记载的医案。它既保存了西汉以前医学文献中的有关材料，又反映了西汉初年医学发展的真实水平，并如实记录了他治疗疾病的经验和教训，在医学史上具有很高的研究价值。其中，诊籍关于酒服莨菪药以助产和炼服五石的记载，都具有重要的史料价值。《诊籍》以人物为中心的叙事风格与体例内容，也开启了后世中医病历医案撰写之先河，对中医学术的提高与经验的总结，起到了积极的促进作用。而司马迁，作为伟大的史学家，他对于扁鹊、仓公两位名医谦虚求实的医德风范和科学理性的学术精神的褒扬，也为后世史家和医家树立了共同学习的榜样，对于推进中医学术的健康发展具有重要的导向和示范作用。

历代史著对于中医学发展的多方面呈现

司马迁在《史记》中不仅单独为医家扁鹊和淳于意立传，将医家和医事活动纳入史学撰述的视野，而且，他所创立的纪传体史书结构又能将医家与医事活动广泛地穿插在诸如《孝景本纪》《六国年表》《天官书》《赵世家》《曹相国世家》及《刺客列传》《龟策列传》《货殖列传》等其他的本纪、表、书、世家与列传之中。虽然这些记载不如《扁鹊仓公列传》集中系统，但综合全书，对于上古以来的医学发展却有广泛的反映，举凡医事制度、医林人物、胎产养生、诊断治疗、医学分科、各类疾病和矿植药物，都有涉及。

继《史记》之后，历代史著对于医家与医事活动的记载是不绝如缕，医家与医事活动成为史学撰述的重要内容之一。而中国古代的史学发展又极为兴盛，史学著述浩瀚无匹，典籍繁富，其中所蕴含的医学文献也自然丰富多样，在多方面展现了中医学两千多年的发展历程和巨大成就。

作为中国古代史学分类之大成，《四库全书总目》将史部图书分为正史、编年、纪事本末、别史、杂史、诏令奏议、传记、史钞、载记、时令、地理、职官、政书、目录、史评共 15 类。这 15 类中，正史、编年、杂史、传记、地理、职官、政书、目录等类别，与中医学史联系较为密切。它们从不同的题材和内容出发，多方面地揭示了中医学的历史发展轨迹和学术成就，具有格外重要的文献价值。

正史以《史记》开端，包括《汉书》《后汉书》《三国志》《晋书》《宋书》直至《宋史》《辽史》《金史》《元史》《新元史》《明史》和《清史稿》在内的二十六部纪传体史书记载了中国上下五千年的社会历史沿革和重大人物事件，汇集了非常丰富的文化科技史料。其中所记载的医学内容非常可观与信实，举凡两千年来的医事制度和医官设置、医林人物、临床各科病种的疗法、医理养生、医学文献、医学教育传承、药品发展，以及环境卫生、防病保健、卫生设施与中外医学交流等各个方面都有广泛载录。这些丰富可靠的医学史料对于研究和探讨中医学的基础理论、临床诊疗、发展规律与历史影响都具有十分重要的文献价值。

以医林人物为例，二十六部正史中正式立传的医家就多达183人，除去相关各史中一些重复立传的医家，如华佗在《后汉书》与《三国志》、陶弘景在《梁书》与《南史》中同时立传，实际入传的医家仍有154人。中国医学发展史上的重要人物基本上都有传记传世。仅隋代以前的医家就有31人入传，如战国的秦越人，西汉的淳于意，东汉的郭玉、华佗，魏晋南北朝时期的皇甫谧、葛洪、范汪、殷浩、羊欣、王微、褚澄、陶弘景、周澹、李修、徐謇、徐之才、王显、崔彧、李元忠、崔季舒、祖珽、张子信、马嗣明、姚僧垣、褚该与许智藏等，都位列其中。唐宋以后入传的医家更多，如《宋史》即入传23人，《明史》入传16人，《清史稿》立传医家则达40人。如果从人物史的角度看，中医的发展史实际上也就表现在不同时代医家的学术思想与医疗实践活动上，因此，仅从医林人物就可看出二十六部正史对于认识中医学的历史发展所具有的巨大价值。

与正史的纪传体不同，编年体以时间为序记载历史，也是古代史书的重要体裁。这类史书对历代医政制度和医官设置、地方与域外进献香料药草及疾疫流行等情况常有记载。而编年体史书中，专门记载历代帝王言行的"起居注"或"实录"记录有许多帝王及皇室成员患病的症状、诊疗和方药配伍方面的记载。这些史料记载真实地反映了当时的医学发展水平，不仅对认识历代的疾病、方药史有重要意义，对现代临床实验研究和药物开发也有重要的参考价值。如清末慈禧太后和光绪帝历次疾病诊治的医案大都保留在他们的起居注中。正是在对起居注等文献史料的应用基础上，中国中医科学院组织编写了《慈禧光绪医方选议》《清宫医案研究》《清宫配方研究》等书，在海内外引起轰动。

与纪传、编年作为一代之信史不同，杂史内容庞杂，兼包众体，是"但具一事之始末，非一代之全编"的史书，一些记载遗文旧事的所谓稗官野史与私家笔记俱可入内。这类史书在史料的可靠性上虽比不上正史，但由于体例自由，也常蕴含较丰富的医学史料，恰可弥补正史的不足。如清人潘永因所编《宋稗类钞》，其卷七的"方技"类就记载了包括宋代名医史载之、庞安时等在内的多个医家的医学史料，而清末徐珂所编《清稗类钞》将史料分为时令、地理、礼制、风俗等92类，其中的"疾病""艺术"两类中就收录了126则医学史料，如《徐灵胎以医活人》《蒙古医疗断舌》《薛福辰疗孝钦后疾》《德贞以行医至华》《草头医治疾》《华医为美人治病》等。这些论医篇目或记载当时名医的医迹医案，或记载民间医生的一技之长，或记载少数民族医学，或记载中西医学交流，对中医临床和医史研究无疑具有重要的文献价值。

地理类中的各种地方志，包含着许多其他文献无法寻及的医家生平、医学著作与地方医学、医俗等内容，对于医学史的医家医著的考证研究和区域医学研究意义重大；而其中的《大唐西域记》《诸蕃志》《真腊风土记》《职方外纪》等"外纪"类著述，对于认识中外医学文化交流则至关重要。如，唐代玄奘所撰《大唐西域记》12卷就有很多关于印度医药方面的记载，这为研究隋唐时期的中印医学交流提供了宝贵的文献资料。

职官类主要记载历代官制，与政书类记载历代典章制度的沿革变化功能基本相同。中国古代的政书既包括通论古今的《通典》《通志》《文献通考》及《续通典》《续通志》《续文献通考》等所谓"三通""九通"以至"十通"类著述，也包括像《唐会要》《五代会要》之类的专写一朝典章制度的各种会要体政书。政书与医学的密切联系主要表现在它记载了各种与医学有关的典章制度，如医官设置、医学机构及医学教育、科举选拔等制度史内容，对于认识中国古代医学制度沿革和社会管理不可或缺。

另外，传记与目录类史书与中医学史的联系也较为密切。传记类源出《史记》的各种列传，后来成为专叙一人或一事之始末的史著类别，包括《列女传》《高士传》《唐才子传》《东林列传》等各种类型，其中也不乏医林人物的传记问世。如，唐代甘伯宗的《名医传》撰述历代名医，人各一传，是中国古代最早的医史专著，其中包含了正史中未予立传的两位重要医家——张仲景与王叔和的生平活动，为后代医史著述广泛援引。再如唐代名僧义净所撰《南海寄归内法传》，也是一份了解中印医药交流的珍贵文献。

目录类著作是古人读书治学的入门之书，在史部中既表现为正史中的各种"艺文志"或"经籍志"，也表现为《崇文总目》《郡斋读书志》《遂初堂书目》《文渊阁书目》《千顷堂书目》等各种目录学专著。在这些图书目录中，包含各种医学类图书及其内容提要、卷数及文献存佚情况。如《隋书·经籍志》在子部医方类共收录医经、医方、本草、临床各科与养生、导引等各类医学图书256部，4510卷。如果将子部的五行、道家与释家类所载录的部分医学著述计算在内，则可以把握唐初医学文献残缺存佚的基本情况。因此，目录类著述对于研究历代中医文献的源流存佚及其所反映的学术发展沿革意义重大。

中国古代史学高度繁荣，史籍浩瀚，种类多样，成就辉煌，其中蕴含着丰富多样的医学文献，包括医林人物、疾病诊治、临床分科、疫病流行、药品方剂、医药交流、医政制度、文献源流等各个方面，全面系统地载录了中医学两千多年的历史发展和多方面成就，展现了古代史学在构建和研究中医学发展史上的巨大文献价值和学术意义。

医史交汇与医学文献的整理利用

中国古代史学的发展推动着历史文献的搜集、保存、校释、考证、辑佚、分类、薄录等文献研究工作的繁兴和发展。医学文献是历史文献的一个重要门类，随着历史文献研究的经验累积和学术进展，对于医学文献的整理利用不仅成为中国古代医学发展的重要任务，也是史学文献研究的重要内容之一，从而成为古代医学与史学发展的重要交汇点。历代在出现众多医家投身于医学文献的校释整理的同时，也有大量史家投身其中，共同推动了中医文献的校勘整理，为古奥繁多的中医文献的保存、传承和后人的高效利用奠定了基础。

早在西汉末，著名学者刘向奉命与任宏、尹咸、李柱国等校定皇家藏书，成为中国古代首次由官方组织的大规模的校书活动。其中，侍医李柱国负责校理方技类的医学文献，开创了中国古代校理医书的先河。校书的成果经刘歆的整理，成为《七略》，是中国古代文献学史上最早的目录学专著。到东汉，史学家班固依据《七略》撰成《汉书·艺文志》，其中的"方技略"收录医经、经方、房中、神仙等四类医学文献共36家868卷，是两汉时期医学文献整理的重要成果。

两汉以后，史学的快速发展推动着历史文献研究的巨大进步。而中医学自两汉时期学术体系正式形成后，在魏晋南北朝时期，医学实用经验和临证各科获得快速发展，出现了众多综合性方书和临证专科著作，医学文献数量激增。到隋唐大一统王朝建立后，两代王朝均注重藏书和文献的访求整理，对于医学文献的整理利用也格外关注。这一时期，不仅官方组织编纂了《四海类聚方》《四海类聚单要方》等大型医方著述及《诸病源候论》《新修本草》等证候、本草学专著，医家对《内经》《难经》等古医经的注释、校勘之风也开始兴起，出现了杨玄操的《黄帝八十一难经注》、杨上善的《黄帝内经太素》与王冰次注《素问》等一批古医经注释、校勘的重要成果。其中，杨上善所撰《黄帝内经太素》是现存对《内经》最早的全面校释和分类的著述，王冰次注《素问》也是目前单纯校释《素问》最早的一家，在《内经》的整理利用上都具有重要的历史影响。

降至宋代，随着雕版印刷的流行及活字印刷的出现，刊印古书蔚然成风，推动了金石学、目录学及刊误、纠谬、考异、辨伪、注释、类纂等历史文献研究的全面发展。印刷术的进步与历史文献研究的兴盛，以及宋代帝王对医学的爱好等多种因素的共同作用，使医学文献的整理编纂进入到成就辉煌的历史时期。这一时期，官方不仅组织编修刊印了《圣济经》《太平圣惠方》《圣济总录》《开宝本草》《政和经史政类备用本草》等诸多大型的医学理论、医方、本草著述，还特别设置了校正医书局，敕令掌禹锡、林亿、张洞、苏颂等人对古代医学文献展开大规模校正，成为中国古代政府组织的规模最大的专业性医籍整理活动。

宋代以前，古代医籍主要通过手抄流传，文献散佚和讹误都非常严重。经过校正医书局林亿等人的校勘整理，历代流传下来的医籍文献质量明显提高，成为古代医籍的范本，后经印刷发行，为古代医学的广泛传播发挥了重要作用。现在存世的《素问》《难经》《伤寒论》《金匮要略》《脉经》《针灸甲乙经》《诸病源候论》《备急千金要方》《千金翼方》《外台秘要》等隋唐以前的大部分医学典籍，都是经过林亿等人的校定整理而流传下来的。林亿等人为保存和传播中国古代医学文献做出了巨大贡献。

宋朝在官方组织医家编修医书、整理古籍的同时，史家在医书目录的编纂上也做出了重要贡献。宋代史学在目录学研究上有巨大发展，除了官修目录《崇文总目》《中兴馆阁书目》外，私人藏书目录也大量出现，如晁公武的《郡斋读书志》、尤袤的《遂初堂书目》和陈振孙的《直斋书录解题》。另外，著名史家郑樵的《通志·艺文略》也是对后世有重要影响的目录学著述。在这些综合性的目录学著述中，医书目录都是其中的重要组成部分，各书所收载的医书目录和撰写的有关提要、评论在医学研究及辑佚、保存古代医籍方面都有重要的参考价值。其中，郑樵的《通志·艺文略》将图书分为 12 门类，医方类位居第十，成为与经、史、子、集并驾齐驱的 12 类之一。在医方类中，又进一步细分为 26 种，共收录各种医书 662 部，7382 卷，其对医学书目的分类之细、收载之全体现了医书目录编纂上的重大进步。

两宋以后，中医学进入到学派争鸣的繁荣发展时期，医疗技术和医学理论不断提高，加上印刷术的进步，医学文献不仅数量大幅增长，出现了众多医案、医话、医论、医史类著述，在注释、校勘和目录编纂上也获得了进一步发展。

到了清代，在乾嘉考据学派的学术推动下，中医文献的注释、校勘、辑佚都取得了重要成就，而康乾年间《古今图书集成》和《四库全书》的编纂更使医学文献的整理利用达到了中国古代社会的巅峰。

其中，《古今图书集成》作为中国现存最大的类书，共分为6汇编，32典，6117部，10000卷。医学图书主要集中在《博物汇编·艺术典·医部》中，仅为全书6117部之一，但内容已非常丰富，引用古今医书108部，包括医经注释、脉法、外诊、脏腑经络、诸疾、外科、妇科、儿科，以及历代名医列传、文人论医诗文和医林逸事等各种文献，分类编纂，通称《医部全录》，对中医历代文献的载录十分全面，是规模最大的医学类书。

与《古今图书集成》作为类书的分类编纂不同，《四库全书》是中国历史上规模最大的丛书，将历代重要图书文献全文载录，共收书3461部，79039卷。另外，《四库全书》还载录了只记书名和内容提要的存目书6793部，93551卷，堪称历代图书文献的空前汇编。四库收入的医学书籍同样数量众多，共著录书目97部，存目书94部，合计2529卷。与此同时，《四库全书总目》还对收入《四库全书》的医学书籍及一些虽未收入但仍有价值的医学图书撰写了关于这些图书的书名、卷数、篇目、真伪、图书作者、版本源流等方面的内容提要，使其文献价值更加凸显。

从汉末刘向校书，李柱国开校定医书的先河，直至清代《古今图书集成·医部全录》与《四库全书》中医部文献的纂修，医学文献作为医学研究的载体和历史文献的重要分支，成为医家与史家共同关注的研究领域。正是在历代医家和史家的共同努力下，中医文献得到不断收集、考证、校释、辑佚、编纂等各种形式的整理利用，才使得古奥繁富的中医文献得以保存与流传，使中医学的文献宝藏得以赐惠后学，为中医学术文化的发展与繁荣发挥了重要的作用。

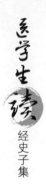

【延伸阅读】编撰《医藏书目》的明代医家殷仲春

对图书文献进行分类、编目和叙录的目录学是古代史学的重要类别之一，并被古人视为读书治学的门径，是"学中第一紧要事，必从此问途，方能得其门而入"（王鸣盛《十七史商榷》卷一）。中国目录学著述历史悠久，汉武帝时期就产生了中国最早的专科目录——《兵录》和综合性图书目录——《别录》与《七略》。此后，图书目录的编撰成为古代学术的重要部分。

在历代编撰的大量综合性图书目录中，都收载有医学类书目及其内容提要或卷数、存佚等情况，成为研究古代医学文献和中医目录学的重要资料。但医学专科目录的编撰直到唐宋时期才开始出现，如，唐代《隋书·经籍志》著录有《四时采药及合目录》，宋代《秘书省四库阙书目录》著录有《医经目录》和《大宋本草目》，但这些书目均已亡佚。中国现存最早的医学专科目录是明末医家殷仲春所编的《医藏书目》，在中医目录学发展史上具有重要意义。

殷仲春，字方叔，号东皋子，浙江秀水（今嘉兴）人，生活于明万历至崇祯年间。他学问淹博，于三教九流、诗文史传无不究心，医道尤精。在行医之余，常购买收藏古帖残书，补葺考订，颇有功力。好友陈继儒称他"擅粥之余，聊以市书句读，稍暇屈首批诵，积有年岁，胸中所得甚富，间通岐黄之术，研讨方药，治疾称神，户履常满"（《医藏书目·陈懿典序》），是一位文雅多才、隐居乡间的名医。除《医藏书目》外，殷仲春还著有诗文集《栖老堂集》和治疗麻疹的外科专著《疹子心法》。

万历四十六年（1618），殷仲春根据自己平生收藏及游历安徽、江西等藏书家处所见的历代医书，整理编成医书专科目录，并仿佛藏之例，取诸如来法藏济度群生之义将其命名为《医藏书目》。

《医藏书目》共收书499部，分为20类，名之为"函"，每函的名称也都取用佛经名词，如无上函、正法函、法流函、结集函、旁通函、散圣函等。各类收录图书分别为：无上函载内、难类医经18部，正法函载伤寒类39部，法流函载各科医书14部，结集函载综合医书36部，旁通函载方书28部，散圣函载医方、医史34部，玄通函载运气类6部，理窟函载脉学13部，机在函载眼科9部，秘密函载抄本秘方13部，普醒函载本草30部，印证函载方书32部，诵法函载各科医书12部，声闻函载各科27部，化生函载妇产19部，杨肘浸假函载外科17部，妙窍函载针灸17部，慈保函载儿科59部，指归函载医学基础10部，法真函载养生16部。每函前冠以小序，介绍该类的划分依据与著录图书的大体内容、特点与学术源流，后列书名、卷数、作者，是一部简明的图书专科目录。

《医藏书目》以佛经名词作为各类目的名称，显得较为晦涩和牵强，并有浓厚的佛教色彩，常为后人诟病。但实际上，这种类目设置虽与殷仲春笃信佛教密切相关，更重要的则是他在医学思想上认为医道与佛道相通，学医、行医与践履佛学度世济人密不可分，这种医德思想是非常可贵的。而且，剔除其分类名称上的佛学外衣，《医藏书目》和以往的医书目录相比较，没有收录任何佛教医学的医籍，是一部纯粹的中医学图书目录，而且还充分吸收了刘歆《七略》以来直至宋代郑樵《通志·艺文略》和明代焦竑《国史经籍志》对于医书目录分类的成果，在分类上按中医图书内容并兼顾体裁与用途的原则，并无削足适履之嫌。虽然部分类目设置不尽合理，有些医书归类也不够准确，甚至有重复著录的情况，但整体上，其分类体系反映了中医学术分科和医学文献发展的特点，较为系统、合理，其中，"指归函"的设置还开启了后世医学书目为初学者设置入门书类目的先河。

《医藏书目》所录之书基本上都是殷仲春自己收藏或亲眼所见，可信度与学术价值较高，对于了解明代以前中国古代医书的发展、源流及医籍的收藏存佚情况有重要的文献史料价值。其序文内容丰富，作者对医学地位与医德的认识，以及对医学各科的源流发展与医学流派的演变考察与评价，也有重要的学术思想价值。作为现存最早的中国古代医书专科目录，《医藏书目》在中国古代史学专科目录发展史及中医目录学发展史上都有重要的学术地位，是珍贵的历史文献资料。现存版本 5 种：崇祯原刊本、清与民国时期 3 种抄本，以及 1955 年上海群联出版社据明崇祯原刻本的影印本。

子 学

文化生命的创新发展

子学的特质与使命

"子"与"子学"

经学追求常道，史学偏重通变，子学则属"百家之言"。所谓"子学"，兴起于春秋战国时期，以孔子开启私人著述为肇始，包括老子、墨子、庄子、孟子、荀子、韩非子、孙子、公孙龙子等"诸子百家"之学。他们的学术之所以称"子"，与先秦时期"子"的意义是密切相关的。

"子"字本义为婴幼儿。在古文字形上，"子"字像婴幼儿头发、手足在襁褓中。如，《论语·阳货》："子生三年，然后免于父母之怀。"这里的"子"即是本义。

在本义基础上，先秦时期的"子"又衍生出五种意义：

（1）男子的通称或美称。《孟子·万章下》："万子曰：一乡皆称原人焉。"赵岐注："万子即万章，子者，男子之通称也。"《春秋榖梁传·闵公元年》："季子来归。"范宁集解："子者，男子之美称也。"

（2）公侯伯子男五等爵的爵称，进一步引申为对贵族身份者的尊称。如，楚国国君在《春秋》中例称"楚子"；另外，像"季文子""韩宣子"等大国之卿也尊称为"子"。

（3）对师长的尊称。如，孔子门人常尊称他为"子"或"夫子"。

《论语·公冶长》:"子路曰:愿闻子之志。"这里是称师为"子"。至于称孔子为"夫子",因为孔子曾为鲁大夫,故尊称夫子,后遂相沿成为师长的通称。老师对弟子也可客气地以"子"相称,如《论语·述而》:"子曰:二三子以我为隐乎?"

(4)由对师长的尊称引申为对学有专精或有德的学者、思想家的尊称,如孟子、荀子等;进一步以人名书而有"子"书,"子"又引申为对思想家著作的称呼,如墨子的书称《墨子》,庄子的书称《庄子》。

(5)由指称思想家的著述,引申为指称该思想家的学说,或者以其为代表的学说派别。如先秦时期文献中,涉及孔子、老子、庄子、墨子等,常指他们所代表的不同学说,而这些学说往往为其门人弟子或再传弟子所传述,其中也附有很多后学的不同观点,因此,"子"也成为某派学说的泛称,如《墨子》中就有很多墨家后学关于"墨辩"的思想。

从"子"的各种义项可以看出,先秦时期,除了表示婴幼儿的本义外,"子"基本上都是对人的一种尊称。随着春秋末年孔子首创私学,门人弟子尊其为"子",一些学有专精的学者遂也被纷纷称为"子"。到战国时期,"子"已广泛使用,成为对有学问的学者的普遍尊称,并出现众多著书立说、自成一家之言而以"子"名家的人物,于是合起来便称为"诸子"了。"诸子"的学说及研究这些"诸子"的学问就被称作"子学"了。

诸子在战国时期蜂起争鸣,同时代的庄子与荀子就已经开始对其研究了,如《庄子·天下》与《荀子·非十二子》都对当时的诸子进行过不同的论述。到秦汉一统天下,司马迁之父司马谈著《论六家要指》,对先秦阴阳、儒、墨、名、法、道德六家进行了评论。到刘向、刘歆父子整理天下群书,分为六类,著成《七略》,其中《诸子略》将诸子各家分成十类:儒家、道家、阴阳家、法家、名家、墨家、纵横家、杂家、农家、小说家。但刘歆认为其中的小说家较不重要,十家中扣除小说家,"其可观者,九家而已"。这也就是后世所谓的"九流十家"。研究诸子学说的"诸子学"也由此正式问世。

东汉班固撰著《汉书·艺文志》，沿袭了刘歆的分类。按刘歆、班固的"七略"分类，天文、历谱、五行、蓍龟、形法、杂占等，被列为《数术略》；医经、医方、房中、神仙，列为《方技略》；兵权谋、兵形势、兵阴阳、兵技巧，列入《兵书略》。以上"三略"所含的学术门类都没有放在《诸子略》之中。考其用意，因为先秦诸子都是侧重于理论方面的探讨，所谓"成一家之言"，重"学"而非实践操作方面的"术"，如阴阳家有理论有宗旨，学能成家，故入《诸子略》，而同样强调阴阳学说但偏于技术操作的，如兵阴阳、五行、杂占、医经之类，则放在《诸子略》之外的兵书、数术等类别中了。这种"学"与"术"的区分，也可见汉代学人对于诸子学的看重。

但到西晋荀勖《中经新簿》以四部分类，原先刘歆六部分类中的诸子就与兵书、数术合并了，其后的四部分类大体沿袭此法。到唐初所编《隋书·经籍志》，经、史、子、集的四部分类正式确定，其中，兵、天文、历数、五行、医方等都并于子部。子部在四部中也是包罗最广的，包括十四类，即儒家、道家、法家、名家、墨家、纵横家、杂家、农家、小说家、兵家、天文、历数、五行、医方。加上《经籍志》沿袭南梁阮孝绪《七录》做法，将道经、佛经两教著述附于四部之后，子部实际上共有十六类。"子学"从先秦时期的诸子学到四部分类的子部之学，已形成以思想学说为主，包括实践操作在内的庞杂渊博的学术门类了。

到北宋官修《崇文总目》时，佛经、道经不再作为附录，正式列入子部之中。到清修《四库全书》，子部包含儒家、兵家、法家、农家、医家、天文算法（推步、算书）、术数（数学、占候、相宅相墓、占卜、命书相书、阴阳五行、杂技术）、艺术（书画、琴谱、篆刻、杂技）、谱录（器物、食谱、草木鸟兽虫鱼）、杂家（杂学、杂考、杂说、杂品、杂纂、杂编）、类书、小说（杂事、异闻、琐语）、释家、道家十四类。这十四类，包括政治、哲学、科技、艺术、宗教，可谓包罗万象，学与术合，道与器并，在规模与内涵上也远非先秦时期的诸子学所可比拟了。

对于子部之学的庞杂内容，《四库全书总目提要·子部总叙》说：

"自六经以外立说者，皆子书也。其初亦相淆，自《七略》区而列之，名品乃定。其初亦相轧，自董仲舒别而白之，醇驳乃分。其中或佚不传，或传而后莫为继，或古无其目而今增，古各为类而今合，大都篇帙繁富。可以自为部分者，儒家以外有兵家，有法家，有农家，有医家，有天文算法，有术数，有艺术，有谱录，有杂家，有类书，有小说家，其别教则有释家，有道家，叙而次之，凡十四类。……夫学者研理于经，可以正天下之是非；征事于史，可以明古今之成败。余皆杂学也。然儒家本六艺之支流，虽其间依草附木，不能免门户之私。而数大儒明道立言，炳然具在，要可与经史旁参。其余虽真伪相杂，醇疵互见，然凡能自名一家者，必有一节之足以自立，即其不合于圣人者，存之亦可为鉴戒。虽有丝麻，无弃菅蒯；狂夫之言，圣人择焉。在博收而慎取之尔。"

子学"能自名一家者，必有一节之足以自立"，"存之亦可为鉴戒"，当"博收而慎取之尔"。这大略表达了传统学人对于庞杂渊博的子部之学所抱有的基本态度。

子学的特质

个体生命的维系与成长，需要生命体不断地汲取营养，并在对自然与社会环境的认识与改造中，才能确证与彰显生命力量的存在，实现生命体的丰富发展。民族文化生命的成长，同样需要一代又一代的民族成员，在民族文化传统赋予的先天基础上，结合他们生活的时代现状，进行文化历史实践的创造发展，以完成民族文化发展的时代任务。

　　而文化的创新不可能从无生有，必有所凭借和依据。这种凭借和依据正是每一民族个体成员在潜移默化中所接受传承的民族文化传统。文化的创新也不可能无原因、无目的，它作为对民族前进中的时代问题与现实挑战的回应产物，也必然汲取时代发展中的新因素、新材料。这种结合文化传统与时代因素的文化发展上的推陈出新，正是民族文化生命得以维系和相续发展不可缺少的必要条件。没有文化的创新发展，民族文化生命必将衰萎而渐趋消亡。因此，创新正因要固本，固本正有赖于创新。唯有如此，一个民族才能不断地解决自己前进中的问题与挑战，拓展前进的道路，实现民族文化生命体由愚而明、由闭塞而开通、由简单而复杂、由狭陋而开化的不断发育壮大。随着民族文化生命的发展壮大，民族文化传统也在历史的发展中像滚雪球一样，越滚越大，愈累积愈磅礴，愈传统愈维新，民族文化生命才能展现出历久弥坚、亘古常新的不竭活力。这种融固本与创新于一体，立足于民族文化传统与时代需求的文化创造，正是子学最为本质的学术特色。

　　中国远古文化从史前时期集体实践的漫长累积，到夏商周三代逐渐形成学在官府的"王官之学"，这时学术文化由从事宗教与政事活动的巫史之官掌管。巫，事鬼神；史，记人事。巫、史二职同源并重。至西周时期，史官地位特尊，兼具巫史二任于一身，举凡记录时事、掌管典籍、规谏献策的人事与祈祷、祭祀、占卜、星历、观象等天道宗教活动，都属史官职责，从而留下了大量的典册文献。作为这些古代典册文献的汇编，到春秋时期便形成了所谓《诗》《书》《礼》《乐》《易》《春秋》等"六艺"典籍。自远古以来逐渐形成的华夏民族的文化生命与文化精神也正是体现在这些典籍之中。

　　但在孔子编订"六艺"以前，"六艺"实际上只是尧舜三代以来"政教典章"的文献汇编而已。如，《易》为上古筮占之书；《书》是"古之号令"；《春秋》是史家记录的"事"；《礼》《乐》是政府发布的典章制度；而《诗》在当时也不是所谓的文学，作为古代歌谣选集，也是礼乐制度的一部分。由于"六艺"仅是"先王之政典"的文献汇编，它所承载的民族文化生命与文化精神还潜蓄在华夏族群客观的社会组织和政事实践之中，在"六艺"文献中尚处于隐而未彰、晦而未明的自发状态。

但到春秋末期，周王室衰微，"礼崩乐坏"，官学失守，学术下移，拥有古代学术文化的"士"阶层开始兴起。为解决社会失序与混乱动荡的严峻时代问题，他们开始对"六艺"代表的民族文化传统进行新的理解和认识。在这种背景下，以孔子首创私学与传承"六艺"为开端，诸子竞起，思想激荡，百家争鸣，"六艺"承载的民族文化大生命开始由自发的潜隐形态走向个体自觉。子学正是华夏民族文化生命由自发的社会政事实践走向自觉的观念理解的历史产物。

作为民族文化生命由自发走向个体自觉的产物，子学的学术特质集中体现在三个方面：一是渊源的一本性，二是突出的创新性，三是强烈的现实性。

渊源的一本性是子学的首要特征。诸子之学，虽各有特色，但春秋以来传习的六艺之教却是他们的共同文化渊源。刘歆早在《诸子略》中即对各家的来源进行了追溯，认为诸子皆出于王官之学，这是中国学术史上关于子学渊源一本性的最早记载。

诸子十家，其可观者九家而已。皆起于王道既衰，诸侯力政，时君世主，好恶殊方，是以九家之术蜂起并作，各引一端，崇其所善，以此驰说，取合诸侯。……今异家者各推其所长，穷知究虑，以明其指，虽有蔽短，合其要归，亦六经之支与流裔。（《汉书·艺文志》）

"王官之学"即"六艺"之教。夏商周三代，政教不分。当时官师合一，官守其学，世袭相传。到东周末年，由于剧烈的社会变迁，分封宗法制度逐渐隳坏，官学失守，学术下移，"士"人崛起，私人设教之风盛行，知识学术遂流传民间，于是相对于王官旧学，私人新学纷纷出现。

孔子最早创立私学，整理编撰《诗》《书》《礼》《乐》《易》《春秋》，成为儒家开山之祖，其学渊源于王官之学自不待言。其余九流十家也无不以"六艺"为本，经"六艺"推衍流变而来。

恰如《汉书·艺文志》所说，诸子思想虽各有短长，但"其言虽殊，辟尤水火，相灭亦相生也……相反而皆相成也"，"合其要归，亦六经之支与流裔"，"舍短取长，则可以通万方之略矣"。"六艺"，作为诸子百家共同认定的学术源头，使春秋以后中国古代学术呈现出多元一体的发展特征。

子学的第二个重要特征是突出的创新性。

春秋战国时期，周王室的天下已分崩离析，诸侯各自为政，原有的制度和思想失去了权威，新的权威还没有出现。这种局面使知识分子在行动和思想上都获得了充分的自由。他们不仅可以自由地思想、言说和著述，而且当他们的主张在一个国家行不通时，还可以到另一个国家去游说，行动上也有充分的自由。如孔子就曾带着学生周游列国，他的主张虽没有得到时君世主的追随，但得到了足够的尊重。

这种自由言论的时代，孟子称之为"圣王不作，诸侯放恣，处士横议"（《孟子·滕文公下》）。"处士"即没有当官的知识分子，"横议"即随心所欲地发表议论。庄子则称之为"天下大乱，圣贤不明，道德不一，天下多得一察焉以自好……天下之人各为其所欲焉以自为方"（《庄子·天下》）。每个人都可以按照自己的意愿建立学说，凭借自己的一孔之见而自以为是，炫耀于人，造成一个"道术将为天下裂"的时代！

这种充分的自由孕育出诸子思想突出的创新性，形成百家争鸣的学术兴盛局面。汉初司马谈在《论六家要指》中即已指出，先秦诸子虽然都以治天下为己任，但他们由于立场、见解不同，其思想主张也各自不同。

阴阳之术，大祥而众忌讳，使人拘而多所畏；然其序四时之大顺，不可失也。儒者博而寡要，劳而少功，是以其事难尽从；然其序君臣父子之礼，列夫妇长幼之别，不可易也。墨者俭而难遵，是以其事不可遍循；然其强本节用，不可废也。法家严而少恩；然其正君臣上下之分，不可改矣。名家使人俭而善失真；然其正名实，不可不察也。道家使人精神专一，动合无形，赡足万物。其为术也，因阴阳之大顺，采儒墨之善，撮名法之要，与时迁移，应物变化，立俗施事，无所不宜，指约而易操，事少而功多。(《史记·太史公自序》)

从司马谈的评价可以看出，诸子思想虽各有所得，亦各有所失，但他们都是独立创造，决不重复别人，也决不依傍别人。

子学突出的创新性还特别表现在，诸子思想虽然都渊源于"六艺"之教，对"六经"从不同角度进行反思和阐发，都是"六典之遗"，得"道体之一端"，但并非重复"六经"，而是结合新的时代问题进行了许多原创性的思考。如，孔子的"仁"，老子的"自然无为"，孟子的"四端"，荀子的"化性起伪"，墨子的"兼爱""非攻"，庄子的"齐物""逍遥"，法家的"综核名实"，名家的"名实之辩"及阴阳家"阴阳五行"的世界图式，这些思想在中国学术史上都是原创性的。诸子虽然也常引用《诗》《书》等"六经"中的话，但目的是为了阐明自己的思想，而不是解释"六经"，也不是依傍"六经"而立说。诸子思想的创新性远较其对上古六艺之学的承袭来得重要，他们各自提出具有独创性的思想，并且自成系统地予以表述，而成一家之言。

对于子学渊源的一本性与突出的创新性的关系，清代中期著名的思想家章学诚进行了精赅的揭示。他说："诸子之为书，其持之有故而言之成理者，必有得于道体之一端，而后乃能恣肆其说，以成一家之言也。所谓一端者，无非六艺之所该，故推之而皆得其所本，非谓诸子果能服六艺之教，而出辞必衷于是也。"(《文史通义·诗教上》)换言之，"事变之出于后者，六经不能言，固贵约六经之旨而随时撰述以究大道也"

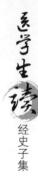

（《文史通义·原道下》）。

子学的第三个重要特征是强烈的现实性。

上古王官之学的"六艺"作为尧舜三代以来"政教典章"的文献汇编，使中国学术文化在源头上就已形成以现实社会政治问题为核心的强烈取向。诸子百家之学在当时礼崩乐坏的社会背景下兴起，无不以王官"六艺"之学为源头，因此，关注现实，救治时弊，经世致治的学术旨趣与"六艺"一脉相承。

司马谈在《论六家要指》中说："《易大传》曰：天下一致而百虑，同归而殊途。夫阴阳、儒、墨、名、法、道德，此务为治者也，直所从言之异路，有省不省耳。"诸子思想，虽各有特色，但无不以现实社会为对象，以救治天下为己任。诸如分裂的天下如何重新统一，动荡的社会如何重新安定等现实社会问题，是他们倾心关注和思考的共同主题。

孔子主张"为政以德"，"修己以安百姓"；孟子主张"仁政"，强调"保民而王"；荀子主张"隆礼敬士"，"尚贤使能"；墨子主张"尚贤""尚同""兼爱""非攻"；韩非子主张"不务德而务法""任数不任人"。这些无不以现实社会为关怀的对象。即便像老子论"自然无为"，庄子谈"逍遥""在宥"，以及惠施、公孙龙等名家辩"名实"，显得较为思辨晦涩，好像不着实际，但他们所讨论和关注的同样是社会现实问题。诸子的学说正是为了解决这些实际问题而创立的，济世安民是他们共同的精神追求。

关注现实政治与社会问题，追求济世安民，使子学在学术特征上呈现出强烈的现实性。这样一种学术文化特质，也使标榜玄想或出世的思想学说在春秋战国以后的中国思想界很难形成主流。对此，近代著名思想家梁启超在谈及先秦诸子思想时曾非常感慨地说道："当时思想界异常活泼，异常灿烂。……我们的民族性，又是最重实际的，无论那一派的思想家，都以济世安民为职志，差不多一切议论，都归宿到政治。"[1]

子学的学术使命与地位

综合子学渊源的一本性、突出的创新性与强烈的现实性这三大学术特质，子学作为民族文化生命由自发的潜隐形态走向个体自觉的历史产物，其肩负的独特学术使命已较清晰地呈现出来，这就是——通过个体生命的观念自觉，在历史发展中实现民族文化生命的创新发展。

实际上，孔子以前，并没有"六经"与"经学"之称。作为民族文化发展的源头活水，《诗》《书》《礼》《乐》等上古"六艺"只是古代流传下来的几部典籍文献，民族文化生命精神也仅以文献形式处于自在的潜隐状态。正是作为诸子之肇始的孔子通过自身的整理、编订，以及阐发和传授等"子"学活动，"六艺"才得以保存和传承，"六艺"承载的民族文化生命精神才实现了理论自觉。孔子之后，也同样是通过战国时期的孟子、荀子及其他诸子对"六艺"的传承和阐发，"六艺"才开始被冠以"六经"之称。而汉武帝时期，"经学"的正式确立与当时学界巨子董子——董仲舒的学术活动同样密不可分。

由此可见，正是孔子、孟子、荀子、董子等人的学术活动，才使上古"六艺"之学的华夏民族文化元典得以保存，并开启了"六经"之称与"经学"时代。而孔、孟、荀、董诸人称谓中的"子"，也非常鲜明地揭示出：正是"子学"的发展，才使作为民族文化生命源泉的"六经"得以保存和传承；也正是"子学"的发展，才使"经学"时代正式确立。

不仅如此，经学自汉武帝时代正式确立后，历经两千多年封建社会，始终是中国封建社会的统治思想，在学术文化发展中居于核心和主导地

---

[1] 梁启超《先秦政治思想史》，天津古籍出版社 2003 年版，第 147 页。

位。经学之所以能在两千多年的历史发展中始终成为官方统治思想，也正是依赖于像董仲舒、二程、朱熹等不同时代儒家学者们的思想创造，从而以不同形态的经学面貌回应时代的问题与挑战，使经学的统治地位得以维系和巩固。这些儒家学者作为"学能成家"的时代巨子，纷纷被尊称为"子"，他们的经学成就首先都是以"子学"形式呈现的。

以董仲舒为例，他无疑是汉代经学史上最伟大的人物。但在刘歆的《七略》中，经部著述的《六艺略》仅收录其《公羊治狱》16篇，其他著述则收于《诸子略》的儒家类中；最能反映董仲舒经学思想的名著《春秋繁露》同样被列于《诸子略》，而不被视为严格意义上的经学著作。

再如经学史上著名的"宋学"的崛起，与周敦颐、张载、邵雍、程颐、程颢等"北宋五子"及南宋时期朱熹等人的努力息息相关。而无论是"北宋五子"，还是"朱子"，他们的经学成就也首先是以"子"学的形式得以呈现的。他们的著述也大多列在子部之中。如朱熹的著述中，除《周易本义》《诗集传》《四书集注》等列入经部外，《近思录》《杂学辨》《朱子语类》《延平答问》《朱子全书》等都列入子部。

从子学起源于上古"六艺"的角度可以说，没有"六经"，就没有诸子；但从子学的发展对于"六艺"的传承及"经学"的确立和维系看，没有诸子，同样就没有经学！正是孔子、孟子、荀子等人杰出的学术文化实践，使上古"六艺"得以保存、传承；正是董子在汉代综合儒、墨、道、法、阴阳家的学术创造，使经学时代得以开启；也正是二程、朱熹、陆九渊、王阳明等诸多儒家学者的文化创造，使经学时代得以延续而不坠！

如果说，经学体现的是民族文化生命的源泉和精魂，史学展示了民族文化生命的成长历程，那么，没有子学的创造性发展，"六经"体现的民族文化生命的精魂与"常道"在五千年漫长的历史发展变革中，就无法得到相续不绝的彰显和实现。"六经"所承载的民族文化生命正是依赖子学在不同时代的创造性发展，才能实现不断传承、扩大，既吸收融合越来越多的文化因素，又不迷失自己的本来面目，愈久远漫长而愈广博深厚，如渊泉时出，无有穷竭。子学承载的这种独特学术使命，使其成为华夏民族文化发展中最能体现民族文化创造精神和生命智慧的学问，在中国传统学术文化中具有非常重要的价值和意义。

但是在中国古代学术的四部分类中，子学位居经、史两部之后，而且与具有浓厚的官方色彩的经、史相比较，子部属"百家言"，来自私人撰述，地位显得似乎并不重要，它也常被封建社会的正统观念视为"驳杂不纯"和"旁门左道"，与子学的学术使命所体现的重要价值地位并不相称。

实际上，先秦时期，并无经、史、子的学术分类。当时所谓经、子与史，都是混而为一的。三代以上所谓经，即当日之史，如《尚书》《春秋》，皆为当时之史。而"六经"依赖于诸子而传承，经自然也可视为子。只是到了汉代，在长达四百年子学争鸣所导致的学术繁荣与发展下，经开始成为"学"，于是相对于"六经"的诸子之书遂别称为子，史部也逐渐成熟，从经学中分离。汉代以后，杂辑一人或多人著述的集部又从子部中分离，最终演变成经史子集的四部分类。

经、史、集三者都是子学发展推动学术进步与分化的成果，因此在形式上虽与子学厘然分割，各为一类，但在内容上与子学之间无不息息相通。

从经、子关系看，"六经"赖子而传承，子中有经，经中亦有子。如，"十三经"中的《论语》《孟子》本为子书，后世以尊孔孟之故，遂入经部；与《论》《孟》并为"四书"的《大学》和《中庸》，在先秦时期也属子学，也是后来被纳入经部的。尊经而贬子的观点显然有误。

史学与子学同样渊源深厚。诸子争鸣的很大一部分是史学思想的争鸣，而史学思想的发展又丰富了子学的时代内涵。古代优秀的史家也是成一家之言的思想家，同样隶属于子学阵营。如，司马迁提出以"成一家之言"的目标撰写《史记》，并记载其父论"六家之要指"，表明其作史是融会诸子以形成"史家之言"的。史之成"家",始自司马迁。再如,司马光是北宋著名史家,但又是北宋"五子"之外的又一"子",《宋元学案》中特别为其立了《涑水学案》。清人龚自珍在《古史钩沉论》中说,"五经者,周史之大宗也","诸子者,周史之小宗也"。子、史之间也是密不可分。

子与集关联同样密切。在秦汉时期,无所谓文集。当时,子即集,如《孟子》《荀子》,但都不以文集命名,因当时诸子皆能卓然成一家之言。魏晋以后才有文集,从而将一家之专学的子书与所论不一的集部区别开来,但集中亦有子。如,《昭明文选》中有贾谊的《过秦论》,《韩昌黎文集》中有《原道》《原性》等。子部与集部在内容间的相互交织非常普遍。

子学推动的学术分化及其与经、史、集三部之间的密切关联,彰显了子学在实现民族文化生命创新发展中所具有的重要地位。这种学术地位远非经、史、子、集四部分类的外在形式顺序所能揭示。自近代以来,尤其是现当代学者,对于子学在传统学术中的重要地位的认识也在不断强化。今天常有人说,儒道互补,或者说"三教合一",是中国文化的基本格局。而无论是互补的儒、道,还是合一的儒、道、释三教,无疑都是子学发展的成果。这些简约的评论,已高度凸显了子学在中国传统学术中的重要地位。

诸子蜂起与百家争鸣

诸子起源

春秋战国，我国社会进入到夏商周以来的大动荡、大变革的历史时期。以"周礼"为代表的上古政治制度、社会组织及经济制度都发生了根本的改变。在这种新旧社会交替的大变革时代，"士"阶层迅速兴起。作为当时不同阶级与阶层的代表人物，他们著书立说，聚徒讲学，以干时政，"诸子百家"应运而生。

"诸子"是这一时期反映各阶级、阶层利益的思想家及其著作，也是先秦至汉代各种思想学派的总称，属于春秋以后产生的私学。"百家"中的"家"，按《汉书·艺文志》所说有两种意义：一是指学派，如儒家、道家等。按这个意义，先秦诸子主要有所谓"九流十家"。二是指个别的思想家，如说"儒五十三家""道三十七家""阴阳二十一家"等。按这一意义，据《汉书·艺文志》统计，秦火之后所存书籍尚有诸子之学189家、4324篇。在这189家之中，大多数人和著作都出自春秋战国时代，可见"百家"之说并非奢夸之语。即便据今传文献，可考者也约有六七十人。其中，主要人物有孔子、孟子、墨子、荀子、老子、庄子、列子、韩非子、商鞅、申不害、许行、告子、杨子、公孙龙子、惠子、孙武、孙膑、张仪、苏秦、田骈、慎子、尹文、邹衍、吕不韦等。

诸子蜂起，群星闪耀；百家争鸣，思想激荡。先秦时代以诸子百家为代表的各种不同学说和流派相互争辩，学术思想异常活跃。其灿烂多姿，在我国学术思想史上写下了光彩夺目的瑰丽篇章！

诸子百家的学术争鸣使春秋战国成为中国思想史上第一个黄金时代。对于这一时代学术文化的探讨，也成为中国学术史上充满魅力的话题。其中，关于诸子的起源，自战国时代庄子所谓"道术将为天下裂"以来，就产生了诸子出于王官说、诸子起于救弊治世说、诸子针对"周文疲敝"说及诸子为"哲学的突破"说等不同观点。

诸子"出于王官说"始于刘歆的《诸子略》。其文称："儒家者流，盖出于司徒之官。道家者流，盖出于史官。阴阳家者流，盖出于羲和之官。法家者流，盖出于理官。名家者流，盖出于礼官。墨家者流，盖出于清庙之守。纵横家者流，盖出于行人之官。杂家者流，盖出于议官。农家者流，盖出于农稷之官。小说家者流，盖出于稗官。"

所谓某家者流，即其学派的衍流。所谓出于某某之官，即指某家之王官。根据刘歆的说法，上古知识分子集中于王室，当时政教不分，官师合一，到东周末，王室衰弱，政府各部门的官吏丧失了职位，流落各地，遂以私人身份在民间传授他们掌握的知识。于是他们就由"王官"转为私学的"师"，各个学派就在这种官师分离中产生。虽然从历史文化承受上看，诸子之学应该出于王官，但将诸子与某家之"王官"一一对应，难免失之拘泥，过于牵强，从而遭到近世学者的许多批评。如，钱穆就认为："谓王官之学衰而诸子兴，可也；谓诸子之学一一皆出于王官，则不可也。"[①]

诸子起于"救弊治世说"最早见于西汉刘安《淮南子·要略》。该篇论述儒、道、墨、法各家学说起源，都称其为救世道衰弊而发。如，论

---

① 钱穆《国学概论》，商务印书馆 1997 年版，第 34 页。

法家起源时说："晋国之故礼未灭，韩国之新法重出；先君之令未收，后君之令又下。新故相反，前后相缪；百官背乱，不知所用，故刑名之书生焉。"就是说，法家刑名之学是出自救世之乱的。《淮南子·泛论》更总括说："百家殊业，而皆务于治也。"

民国初年，胡适从社会学的角度重新发挥了《淮南子》的"救弊治世说"。他在《诸子不出于王官论》中认为，当时社会出了问题，民生有疾苦，所以诸子思想都是针对当时的社会问题而发的，与古代王官之学并无关系。

现代新儒家牟宗三认为，刘歆的"诸子出于王官"说和胡适将诸子学归结为民生疾苦等社会问题都过于笼统和浮泛，诸子之学实质是针对周代礼乐典章制度崩坏而发的。他说，西周三百年的礼乐典章制度发展到春秋时代，已渐渐地失效，出问题了，这就是"周文疲敝"。儒、墨、道、法等诸子思想的出现就是为了回应和解决这个问题的。[①] 牟宗三的诸子之学针对"周文疲敝"说，将诸子学的出现提升到思想文化制度毁坏之后重建的层面，较诸子"出于王官"说与"救弊治世说"确实更为具体和有针对性。

与以上三种从外在环境的视角探讨诸子起源有所不同，当代史学家余英时又从文化思想与理论思维自身发展的角度，提出诸子之学为"哲学的突破"说。他援引美国社会学家派森思的观点，认为在公元前一千年之内，希腊、以色列、印度和中国这几个高度发展的文化都曾方式各异地经历了一个"哲学的突破"的阶段。所谓"哲学的突破"，即对构成人类处境的宇宙本质发生了一个理性的认识，而这种认识所达到的层次之高是从未有过的。随着这种认识，人们对人类处境本身及其意义有了新的解释。在中国，这种"哲学的突破"就是针对周代《诗》《书》《礼》

---

① 牟宗三《中国哲学十九讲》，吉林出版集团有限责任公司 2010 年版，第 53 页。

《乐》等"王官之学"而来的。以最先兴起的儒、墨两家为例，孔子"述而不作"，在承继"六艺"传统的同时，赋予了它们新的精神与意义，突破了王官之学的旧传统；墨子最初也是研习《诗》《书》《礼》《乐》的，但后来却是礼乐的激烈批判者，其对传统的突破上较孔子更为激烈。其余诸子也都是各就一端对古代王官之学予以"突破"的。正是"哲学的突破"导致统一的王官之学散为诸子百家，不同学派蜂起并峙，形成庄子所谓"道术将为天下裂"的多元思想竞秀争流的学术繁荣时代。①

关于诸子起源的这些不同观点，分开来看似乎相互否定，但实际上，它们从不同角度展现了诸子起源问题的多维性。诸子出于王官说揭示了诸子起源的历史文化渊源，救弊治世说侧重于诸子的生存境遇，针对"周文疲敝"说着眼于社会思想文化与制度的重建，而"哲学的突破"说则突出了人类理论思维与精神文化突破的共性。综合审视这些不同观点，它们相互补充与交织，更能全面展示诸子起源的丰富面相。

德国哲学家卡尔·雅斯贝尔斯曾提出过"轴心时代（Axial Period）"的著名论断。他说，公元前800至公元前200年之间是人类文明的"轴心时代"。在轴心时代里，各个文明都出现了伟大的精神导师——古希腊有苏格拉底、柏拉图，以色列有犹太教的先知，印度有释迦牟尼，中国有孔子、老子……他们提出的思想原则塑造了不同的文化传统，也一直影响着人类的生活。"轴心时代"形成了人类文明的重大突破。"这个时代产生了所有我们今天依然在思考的基本范畴"，"人类的精神基础同时或独立地在中国、印度、波斯、巴勒斯坦和希腊开始奠定，而且直到今天，人类仍然附着在这种基础上。"②

春秋战国时期正是中国文明的"轴心时代"。这一时期，新兴的"士"阶层在"王官之学"长期蕴蓄累积的基础上，面对礼乐文化崩坏导

---

① 参见余英时《士与中国文化》，上海人民出版社2003年版，第27—33页。

② ［德］卡尔·雅斯贝尔斯《人的历史》，田汝康、金重远《现代西方史学流派文选》，上海人民出版社1982年版，第40、38页。

致"周文疲敝"的时代课题和世道衰弊的社会危机，实现了中国文化发展的重大突破。诸子百家各陈因应之方、治世之道，以高度创发性的思想自由争鸣，共同书写出中国思想文化史上璀璨夺目的"轴心时代"！他们所提出的命题与思想，如日月朗照，光景常新，对于中国文化思想的发展产生了深远影响，直到今天仍是我们不断思考的重要范畴和汲取智慧的无尽宝藏。

主要流派

先秦诸子在学术争鸣中，形成不同的学术流派。历史上，最早对诸子进行学派叙述的，是《庄子·天下》。文中将当时的一些主要人物分成五派：一是以孔子为首的"邹鲁之士"，二是墨翟、禽滑厘及宋钘、尹文，三是彭蒙、田骈与慎到，四是关尹、老聃及庄周，五是惠施、桓团与公孙龙。

到战国末年，荀子作《非十二子》，将先秦的十二位学者分为六派，它嚣、魏牟为一派，陈仲、史鰌为一派，墨翟、宋钘为一派，慎到、田骈为一派，惠施、邓析为一派，子思、孟轲为一派。

按庄、荀的述论，先秦诸子主要被分为儒、道、墨、法、名五家，但庄、荀并没有明确地标举出各家的学派名称。直到西汉司马迁之父司马谈《论六家要指》才明确地提出儒、道、墨、法、名五家的学派名称，并增加阴阳家，从而按诸子思想的性质、源流，将先秦诸子确立为"阴阳、儒、墨、名、法、道德"六大学派。这是历史上对先秦诸子所做的最明确、系统的学派区分。

到刘歆撰《诸子略》，他在司马谈的六家基础上，增加了纵横家、杂家、农家与小说家四派，将诸子分成十家。所谓"家"，在此即指学派。每一学派又包含数位思想家，如儒家有曾子、孟子、荀子等，道家有老

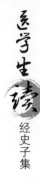

子、庄子、列子等。诸子十家的学派分类为班固《汉书·艺文志》沿袭而流传于世。

按《汉书·艺文志》的记载，诸子十家的源流、宗旨各不相同，各家学说亦各有短长。

首先，刘歆一改司马谈《论六家要指》中首推道家的态度，将儒家置于诸子之首，尤为推崇。其称："儒家者流，盖出于司徒之官，助人君顺阴阳、明教化者也。游文于六经之中，留意于仁义之际，祖述尧舜，宪章文武，宗师仲尼，以重其言，于道最为高。"

其次是道家。"道家者流，盖出于史官，历记成败、存亡、祸福、古今之道，然后知秉要执本，清虚以自守，卑弱以自持，此君人南面之术也。合于尧之克攘，《易》之嗛嗛，一谦而四益。此其所长也。及放者为之，则欲绝去礼学，兼弃仁义。曰：独任清虚，可以为治。"

继之为阴阳家。"阴阳家者流，盖出于羲和之官，敬顺昊天，历象日月星辰，敬授民时。此其所长也。及拘者为之，则牵于禁忌，泥于小数，舍人事而任鬼神。"

然后是法家。"法家者流，盖出于理官。信赏必罚，以辅礼制，《易》曰：先王以明罚饬法。此其所长也。及刻者为之，则无教化，去仁爱，专任刑法而欲以致治，至于残害至亲，伤恩薄厚。"

再到名家。"名家者流，盖出于礼官。古者名位不同，礼亦异数。孔子曰：必也正名乎？名不正则言不顺，言不顺则事不成。此其所长也。及譥者为之，则苟钩鈲析乱而已。"

接着论墨家。"墨家者流，盖出于清庙之守。茅屋采椽，是以贵俭；养三老五更，是以兼爱；选士大射，是以上贤；宗祀严父，是以右鬼；顺四时而行，是以非命；以孝视天下，是以上同。此其所长也。及蔽者为之，见俭之利，因以非礼，推兼爱之意，而不知别亲疏。"

最后是纵横、杂、农、小说四家。

"纵横家者流，盖出于行人之官。孔子曰：诵《诗》三百，使于四方，不能专对，虽多，亦奚以为？又曰：使乎使乎！言其当权事制宜，受命而不受辞，此其所长也。及邪人为之，则上诈谖而弃其信。"

"杂家者流，盖出于议官。兼儒墨，合名法，知国体之有此，见王治之无不贯。此其所长也。及荡者为之，则漫羡而无所归心。"

"农家者流，盖出于农稷之官。播百谷，劝耕桑，以足衣食，故八政，一曰食，二曰货，孔子曰：所重民食。此其所长也。及鄙者为之，以为无所事圣王，欲使君臣并耕，悖上下之序。"

"小说家者流，盖出于稗官。街谈巷语、道听途说者之所造也。孔子曰：虽小道，必有可观者焉，致远恐泥，是以君子弗为也。然亦弗灭也。闾里小知者之所及，亦使缀而不忘。如或一言可采，此亦刍荛狂夫之议也。"

刘歆将诸子分为十家，但又认为小说家较不重要，"其可观者，九家而已"。在这九家中，真正具有创发性和系统性的思想学说仍为儒、墨、道、法、名、阴阳这六大学派。

儒家以孔子为开山之祖，是创立最早、影响最大的一个学派。孔子上承"六艺"，创立了以"仁"为核心的思想体系，倡导"仁者爱人""克己复礼为仁"，在周礼中注入了内在的"人文"精神，奠定了中国传统人文精神的基础。他在政治上提倡"为政以德"，充分重视社会道德教化的作用，教育上倡导"有教无类"。这些都对中国文化思想的影响至深至广。孔子在长期的讲学游历中，聚集了大量门徒，形成了中国历史上第一个且影响最为持久的学术流派——儒家学派。

孔子之后，儒家发生分化，至战国时代，已有八派，号称"八儒"。其中，孟子和荀子为代表的两个派别最有影响。

孟子被后世称为"亚圣"，地位仅次于孔子。他继承和发展了孔子"仁"的学说，提出尽心、养性、修身、立命的思想路线，主张性善论，强调"民贵君轻"，倡导"保民而王""施仁政于民"。他所提出的"吾善养吾浩然之气"，更激励和培育了历史上无数仁人志士。荀子是先秦学术

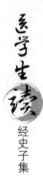

的集大成者，曾在齐国稷下学宫三次担任祭酒，"最为老师"。在思想上，他与孟子有诸多不同。人性论上，孟子主"性善"，荀子倡"性恶"，强调"化性起伪"与后天学习；宇宙观上，孟子主"尽心、知性、知天"，强调"天人合一"，荀子强调"天人相分"，提倡"制天命而用之"；社会历史观上，孟子突出"仁""义"，强调行"仁政"与"民贵君轻"，而荀子重"礼""法"，主张"明分使群""隆一而治"。孟子和荀子分别从理想主义与现实主义的不同维度展现了儒学"内圣"与"外王"的丰富内涵，推动了儒家学派的壮大发展。

继儒家而起的是墨家，创始人是战国初年的墨翟。墨子接受了传统的宗教信仰，认为天是有意志的，天和鬼神主宰着自然界和社会的一切，在社会政治问题上强调"兼相爱，交相利"，主张"尚贤""尚同""非攻""节用""节葬""非乐"。墨子死后，"墨离为三"。后期墨家在继承墨子思想的同时，在认识论、逻辑学及自然科学的研究方面做出了较大贡献。他们的思想也都保存在《墨子》一书中。

墨家一开始就是以儒家的对立面出现的，对儒家持批评的态度，儒墨之争几乎贯穿于整个战国时代，因而与儒家并称为当时两大"显学"。但秦汉以后，墨家衰绝，承儒、墨而起的道家遂与儒家一起，成为影响中国思想界最主要的两大学术流派。

道家创始人是老子，《道德经》是该学派第一部著作。老子的贡献主要是提出了一个以"道"为核心的理论体系，强调"道法自然""无为而治"。老子的道论及其丰富的辩证法思想是其学说的精髓，深刻影响了中国古代的政治哲学及中国人对宇宙人生的理解。

老子以后，道家学派向不同方向发展，庄周和稷下道家是其最主要的代表。庄子通过相对主义的认识方法，将老子重视客观意义的"天道"转进为"道通为一""万物一齐"的绝对精神自由，强调"天地与我并生，万物与我为一"。其文章变幻奇诡，汪洋恣肆，对后世文学创作影响极大。稷下道家是活动于齐国稷下学宫的一派人物，他们对老子之"道"

进行了唯物主义的发挥，提出了对后世医学发展有重要影响的"精气"说，并将黄帝与老子并称，融合儒、墨、法诸家思想，发展成黄老之学，在汉初风靡一时，成为当时治国的指导思想。

法家学派在战国中期形成，其先驱为管仲、子产，奠基人是战国时期的李悝、商鞅、申不害、慎到等人，集大成者是战国末期的韩非。韩非是荀子的学生，他吸收了老子的辩证法与荀子的天道观、性恶论等思想，融法、术、势为一体，建立了系统的法家思想体系，为秦统一六国和封建专制集权制度的建立发挥了重要作用。秦王朝灭亡后，法家作为一个学派虽不复存在，但它的思想影响并未消失，其法治精神及富国强兵的理念多为后世儒家学者所吸收，对中国封建集权制度的发展、完善发挥着重要作用。

名家是战国时期专门讨论名实关系和概念同异、离合问题的一个学派，代表人物是惠施和公孙龙。他们对事物的同一性和差别性问题进行了探讨，代表性论题是"合同异""白马非马""离坚白"。他们与后期墨家一起共同开创了中国古代的逻辑学领域。

阴阳家是流行于战国末期到汉初的一个学派。"阴阳"与"五行"最早分别见于《易经》和《尚书》。到战国时代，二者逐渐合流，形成以"阴阳消息，五行转移"来构筑宇宙图式的观念模式。阴阳家以阴阳五行学说来解释自然人事，将丰富多样的世界纳入统一的理论框架，代表了先秦时期关于世界统一性认识的重要成果，对于中国古代科学的发展有重要意义。其代表人物齐人邹衍，曾提出过"大小九州说"和"五德终始说"，对于中国古人的地理观念与王朝更替合法性的认识有重要影响。

儒、墨、道、法、名、阴阳，这六家构成了诸子学派的中坚。儒家的"仁政""恕道"，道家的辩证思维，墨家的科技思想，法家的法治精神，名家的逻辑探讨及阴阳家的世界图式等，在今天依然闪烁着耀眼的思想光芒。他们的思想学说与争鸣成为中国文明"轴心时代"的宝贵财富，深刻影响和塑造了中国人的文化心理、思维方式与价值观念，为后世留下了许多深刻启示。

争鸣时代的落幕

春秋战国时期的社会大变革酿发了百家争鸣的思想繁荣局面。诸子百家以空前活跃、敏锐、深刻而辩证的思维创造力，对三代传统进行了多维度的超越性反思，既有对旧传统的扬弃、维新，也有对它的传承、延续，既有能动、开明和激进的学说，也有保守、复古以至退化的思想，既有对未来的憧憬和设计，也有对往古的眷恋和追忆。在由三代王官之学"皆原于一"的思想统治走向"道术将为天下裂"的思想解放过程中，百家争鸣在促进学术思想多方面展开的同时，各种学说"蔽于一曲而暗于大理"的片面性弊病也逐渐暴露。

与此同时，到战国末年，在社会大变革中新兴的地主阶级在各诸侯国已经建立了较为稳定的政治统治。随着秦国的强大与兼并扩张，建立一个大一统的专制主义中央政权已成为历史的必然。与社会政治发展上的大一统趋势相适应，学术思想上要求整合百家而实现新的思想一统也成为时代的必然。

荀学的出现已体现了这一时代的呼唤。荀子，以承继孔子儒学为己任，批判吸收墨、道、法、名、阴阳等诸家思想，是先秦诸子学术思想的集大成者。作为战国末年最为博学精思的学者，荀子敏锐地捕捉到时代思潮由分到合的发展脉搏，并自觉地承担起总结百家争鸣、推进思想一统的学术使命。

首先，荀子对诸子百家的思想片面性进行了深刻揭示。他说："慎子有见于后，无见于先。老子有见于诎，无见于信。墨子有见于齐，无见于畸。宋子有见于少，无见于多。"（《天论》）又说："墨子蔽于用而不知文。宋子蔽于欲而不知得。慎子蔽于法而不知贤。申子蔽于势而不知知。

惠子蔽于辞而不知实。庄子蔽于天而不知人。"（《解蔽》）

在荀子看来，诸子思想虽然都"持之有故，言之成理"，但实际上则是"有见于此而无见于彼"，或"蔽于此而不知彼"，从而对于包括各方面的"道"的认识产生以偏概全的片面性之"弊"。"夫道者，体常而尽变，一隅不足以举之。曲知之人，观于道之一隅，而未之能识也，故以为足而饰之，内以自乱，外以惑人，上以蔽下，下以蔽上，此蔽塞之祸也。"（《解蔽》）为了克服这种片面性，他提出"解蔽"，强调把认识的全面性和能动性结合起来，使"众异不得相为蔽"，避免片面性错误。

通过对各家思想的"解蔽"与批判，荀子提出在思想上"法仲尼、子弓之义"，"总方略，齐言行，壹统类"，在政治上"法舜、禹之制"，"一天下，财万物，长养人民，兼利天下"。荀子关于百家争鸣的总结与统一思想的主张，昭示着百家争鸣的落幕时代即将来临。

如果说荀子是站在儒家学术思想的角度对百家争鸣进行总结，认为他们各有所见，亦各有所弊，他的学生韩非则站在法家的角度对百家争鸣进行政治宣判。他认为，当时的儒、墨两大显学都是"愚诬之学，杂反之行"，以他们为首的诸子百家都是社会的蛀虫，他们的学术争鸣对社会有害而无益。真正对社会有用的人就是耕战之士。所以，在大一统政权下，应该是"无书简之文，以法为教；无先王之语，以吏为师"（《五蠹》）。

继荀、韩之后，《吕氏春秋》所代表的杂家的出现，则从"九流十家"的学派的角度敲响了百家争鸣终结的尾声。

《吕氏春秋》是秦相吕不韦在秦统一前夕招募宾客集体编撰的一部著作。在学术思想上，它对先秦各家一律平等看待，主张齐不同、一是非，试图使百家学说归于"一穴"，以便"足成"一种"圣人"的理想制度。杂家在理论体系的构建上是兼取众家之长的，没有自己的创造性。这样一种学派的出现，说明一个时代的思想创造力已经发挥尽致了。现代哲学史家冯友兰说："在百花争艳的春天里，荼蘼花最后开。它的开放，表

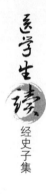

示春天已经快完结了。……在先秦，百家争鸣、百花齐放中，杂家是一棵荼蘼花。"①

秦灭六国，建立了大一统的专制主义中央集权制度，在文化思想上独尊法家，坚持"以法为教，以吏为师"，实行"焚书坑儒"，禁天下藏"诗书百家语"。但由于秦王朝迅速覆灭，儒、道、阴阳等各家思想通过当时的官方博士及民间口授的方式，仍然得到流传和发展。

到秦汉之际，尊"黄老之学"的新道家在民间广为流传，由秦博士和邹鲁儒生保留的儒家文献和学说也逐步形成为大一统王朝提供统治基础的新儒学，法家刑名之学与阴阳家也分别与儒、道思想相结合而有新的发展。作为战国百家争鸣的思想余波，诸子学又以新的姿态重新活跃起来。

汉王朝建立后，统治者吸取秦独尊法家的失败教训，在文化思想上采取开放的方针。汉初，即废除秦朝的"挟书律"，"求亡书于天下"，并礼聘秦博士和邹鲁儒生传授儒经，制定朝仪；盖公、黄生、司马谈等尊黄老之学的新道家也倍受尊重。当时，文帝、窦太后，皆好黄老之言；贾谊、晁错，学法家刑名之学；主父偃学长短纵横术；公孙弘以儒学显尊于世；淮南王刘安则延客著书，杂取各家之说。

面对诸子学的新发展，黄老之学一度成为治国的指导思想，儒学则长期处于被黜的地位。直到汉武帝时期，董仲舒在先秦儒学基础上，广泛吸取刑名法术与阴阳家思想，构建了一套以《春秋》公羊学为中心的新儒学，适应了封建大一统王朝的统治需要，才最终取代黄老之学而成为封建统治思想。自此，"罢黜百家，独尊儒术"，统治者以利禄之道提倡儒学，所谓"天下英雄，尽入彀中"，春秋以来的思想言论自由空气遂消亡无存，中国思想史上百家争鸣的子学时代最终落幕！

---

① 冯友兰《中国哲学史新编》第 2 册，人民出版社 1964 年版，第 316 页。

经学时代下的子学发展

子学创新精神不坠

自孔子生活的春秋末年到汉初，子学延续了四百余年。这一时期，诸子百家风起云涌，各家各派都以自己的创新性思想相互辩论，思想言论极其自由。到董仲舒生活的汉中叶，汉武帝"罢黜百家，表章六经"，儒家"六艺"成为封建政府法定的唯一"经"典，儒家思想从子学"百家争鸣"中的平等一员上升为封建国家的官方统治思想，处于"一尊"，从此，子学时代终结，持续两千多年的经学时代正式来临。

在整个经学时代，儒家经学处于独尊地位，对儒家经典的注解、阐发成为一切学问中最为尊崇的学问。尊经、崇经的思想学风左右和制约着整个社会学术文化，子学时代平等辩论的文化氛围不再存在，人们的思想也逐渐受制于儒家经学的范围之内，新的思想则要借由注疏阐解儒家经典的形式来表达。

但封建社会本身是不断发展的，经学要维持它在封建社会的思想统治地位也就必须要随着社会的发展，在儒家经典的训解、阐发上进行适应时代需求的思想创造，以发挥其经世致用的社会功用。因此，在经学独尊的时代环境下，虽然子学时代各种思想自由发表、平等辩论的文化氛围不复存在，但注重思想创新的子学精神并没有消亡，因为两千多年间经学独尊地位的维系与巩固同样离不开学者创新性思想的积极发挥。

所以，自汉武帝以后，子学从学派形式上看确已迅速衰微。"九流十家"中，除儒家因传经而得到封建政府的礼遇和尊宠外，其余诸子之学都不立于政府学官。汉代以后，除道家在魏晋时期迅速发展并衍生出与其关系密切的本土道教外，墨家、法家、名家、阴阳家等重要学派，都无传承。但从子学创新的内在精神看，子学仍以曲折隐晦的方式在经学独尊的帷幕下开拓着自己的发展道路。这种发展主要表现为四个方面：一是儒家内部的发展演进，二是佛道二教的兴起，三是明清之际西方学术的东渐，四是子部之学由"学"至"术"的形态拓展。

儒家内部的演进

汉武帝以后，儒家经学成为各个朝代尊奉不变的统治学说，但经学的至尊地位并没有阻碍儒家学说自身的发展。因为，经学与儒学并不是同一个概念。"儒学"的内涵远较"经学"宽泛。经学作为封建王朝的统治思想，强调的是思想一统，而儒学自始即存在着不同的学说或派别。如，孔子死后，"儒分为八"，这八派对孔子思想各有取舍，但都属于"儒学"。其中，对后世影响最大的孟、荀二人思想差异巨大，但都是当时的大儒。所以，历代封建王朝将儒家经学尊奉为统治思想，强调的是儒学中"经学"的官方"一尊"地位，并没有在整个社会阻碍、限制儒学内部不同派别或学说的存在和发展。如，汉武帝"罢黜百家，表章六经"，当时朝廷里原有《孟子》的"传记博士"，但《孟子》一书虽是儒家言但非"经"，所以，《孟子》的"传记博士"同遭"罢黜"，不再列为官学。《孟子》及《子思》《曾子》《荀子》等儒家学者的个人著作，都被刘歆列入"诸子略"，它们都是以"子学"的形式在社会上得以传承的。

两汉时期，由于经学的独尊地位，儒家学者视经典为惟一的是非标准和学术思想的根本源泉，注解、阐释儒家经典成为基本的治学方法，儒学主要采取经学化的形式存在和发展。在理论上，两汉儒学以董仲舒创立的神学目的论为主导，与先秦的孔、孟、荀的儒学思想已不尽相同。两汉以后，由于本土道教的形成与佛教文化的东传，儒学受到了强烈冲击与挑战。在儒、释、道三教相互排斥与渗透、融合的长期发展下，到两宋时期，不仅经学从注疏训诂的汉唐经学转变为以阐发经典"大义"为特征的"宋学"形态，而且儒家学者也不再满足于解经、注经，他们更加强调继承孔孟的"道统"，以"求道""知道"为真"儒学"，因此，后世常把宋代以后的儒学称为"道学"或"新儒学"，儒学在形态上发生了又一次变化。

宋代的所谓"道学"，实际上包含着不同的派别，有代表性的有濂、洛、关、闽四大学派。濂学是指以北宋周敦颐为首的学派，因其原居道州濂溪而得名；洛学是指以北宋程颢、程颐为首的学派，因二程为洛阳人而得名；关学是指以北宋张载为首的学派，因其讲学于关中而得名；闽学则是指以南宋朱熹为首的学派，因朱熹曾在福建建阳讲学而得名。其中，二程和朱熹的理学到南宋时期逐渐成为官方的正统学派，影响最为强大。与程朱理学相对立的主要派别是陆九渊创立的"心学"，到明代，心学又有王阳明的加入，发展更加强劲。

儒家经典《中庸》里本有"君子尊德性而道问学，致广大而尽精微，极高明而道中庸"之说。就是说，君子的学问与德性是应统一于一身的，然后才能达到广大而精微、高明而中庸的地步。但理学与心学各重其中的一面，心学以"尊德性"为宗，理学以"道问学"为主，双方各立门户，相互攻击，宗朱者诋陆为狂禅，宗陆者以朱为俗学，两家后学分歧更深，门户之争，几成冰炭。理学与心学也成为宋代以后儒学的两大基本派别，虽然其间还有不少其他的学派，但总体上不出理学和心学二途，这种状况一直延续至清末。

纵观汉代以后儒学的发展，经学是其主要的存在形式，但经学并不代表儒学的全部。其中，只有为儒家经典直接进行注解阐释的才被列入经部著述之中，属于经学，不以注释经书的体裁来阐发学术思想的，则被纳入到子部之中，属于子学。如，汉代董仲舒的《春秋繁露》，扬雄的《太玄》《法言》；宋代朱熹的《近思录》《朱子语类》《延平答问》，张载的《张子全书》，程颢、程颐的《二程遗书》《二程外书》；清代顾炎武的《日知录》等儒学思想史上重要的学术著述都属于子部。儒家思想在经学"一尊"的两千多年中，仍以子学的形式开拓着自己的发展道路，展现着儒学自身的内在活力，并以子学的创新精神不断赋予儒家经典新的生命力量，推动着经学形态的转换。在两千多年儒家经学"一尊"的外在形式下，儒家思想创新发展的子学精神始终涌动不息，成为汉代以后学术思想发展的重要力量。

佛道二教的兴起

道教源于中国原始时代的自然崇拜和祖先崇拜，其主要特色是神仙信仰。在战国时期，就已出现了许多神仙传说和希求神仙长生的方士和方仙道。到东汉末，在民间流传的黄老道家思想、神仙家的方术及谶纬神学的文化氛围下，道教得以诞生。最早出现的道教组织是"五斗米道"和"太平道"。"五斗米道"由东汉末张道陵（又称张陵）所创，其孙张鲁继承此教，后归降曹操，使五斗米道在北方得以流传。"太平道"为汉末黄巾起义领袖张角创立，因以《太平经》为经典而得名。在黄巾起义被镇压后，"太平道"在民间秘密流传。

两晋南北朝时期，政治腐败，社会动荡，相当一部分上层人士与知识精英开始接纳道教信仰。在南朝的葛洪、陶弘景、陆修静和北朝的寇谦之等著名道士的推动下，道教教义得到充实完善，宗教组织迅速发展，由民间宗教演变成有成熟理论、严格组织、完备科仪、清晰谱系的中国本土宗教。

道教的基本教义是追求"长生不老，成仙证真"。这种神仙追求本与先秦道家及汉初黄老道家以治国为宗旨的思想迥然不同。但由于道家思想包蕴广泛，其中也有"长生""养生"之说，而且道教都奉老子为教祖，以《道德经》为首要经典，教义也都由"道"衍化而来，因此，道教与道家又有着密不可分的联系。

在教义上，道教将道家学说中的"道"视为最高信仰，从《道德经》中"道生一，一生二，二生三，三生万物"的思想演化出"洪元、混元、太初"三个时期，并将它们神格化为玉清元始天尊、上清灵宝天尊、太清道德天尊。这三位天尊为道教的最高天神和最高天境，号称"三清"，即代表"道"。要实现"得道成仙"的神仙境界，道教吸收并逐渐形成了包括炼养、服食、符箓、经典科教等各种"术"在内的修炼方法。融"道"与"术"于一体，将灵魂信仰和自然信仰相结合，吸收儒家的伦理等级观念，构建出一套庞杂的神仙信仰体系，是本土道教的显著特色。

在道教产生与发展的同时，印度的佛教也在两汉之际传入中国。到魏晋南北朝时期，社会动荡不休，各种社会矛盾与民族矛盾尖锐突出。人民生活痛苦，精神上缺乏寄托，迫切需要宗教思想慰藉心灵，统治者也需要用宗教来加强社会控制。由此，佛经翻译和佛寺兴建不断增加，佛教获得了迅速传播。南朝梁武帝甚至把佛教宣布为国教，于是造佛寺、塑佛像、释佛经、传佛学形成高潮，僧尼人数大量增加。佛教的"因果报应""灵魂不灭""三世轮回"等思想一时广为传播，佛教学者关于佛学问题的论辩也非常激烈，佛教得到了空前发展。

隋唐时期，佛教发展至鼎盛状态，并在理论上完成了佛教的中国化，催生了天台宗、三论宗、法相宗、华严宗、密宗、律宗、禅宗和净土宗等各种佛教宗派。其中，禅宗和净土宗在后世影响最大。"禅"是梵文"禅那"的略称，意为"静虑"，它是印度佛教普遍采用的修习方式。但印度佛教只有禅而没有禅宗，禅宗是充分吸收中国传统文化形成的中国化佛教的典型，它奉菩提达摩为中土初祖，实际创始人为六祖慧能。它主张不立文字、教外别传，宣扬心净自悟，"即心是佛"，阐扬顿悟成佛说，修持方法简便易行，流布日益广泛，逐渐成为最主要的佛教宗派。净土宗的创宗者为善导，该派宣扬依阿弥陀佛的愿力，只要一心念"南无阿弥陀佛"，便可被接引去西方极乐净土。净土宗既不需深厚理论，在修行方法上也简单易行，因此在民间有众多信徒。

由魏晋至隋唐，外来佛教和本土道教的兴盛使汉代形成的思想界儒学独尊的局面转变为儒、释、道三教鼎立格局。三教之间既相互斗争又互相融摄，直到两宋时期，在周敦颐、张载、二程、朱熹等人的努力下，儒学广泛吸收了佛道思想，形成了精致思辨的理学，才获得了与佛、道抗衡的理论成就，重新取得了在整个社会思想领域的主导地位。此后，以儒为主，佛、道为辅，三教合一，成为宋代以后中国文化思想发展的基本态势。在经学一尊的时代下，佛道二教虽然以出世追求为旨向，也常常被置于子部之末，但在汉代以后学术思想的创新发展中发挥了重要的推动作用，与儒家一起建构了汉代以后中国学术思想发展的基本格局。

明清西学的传入

华夏民族文化生命具有极大的开放与包容精神，能够不断吸收和容纳不同的文化思想来丰富和充实自身，这是其具有历久弥新的创新活力的重要原因。两汉以后，印度佛教文化以其超越思辨的文化精神与独特的宗教组织制度对于本土的儒学和道教产生了重要影响。正是在充分吸收和融摄佛教文化的基础上，两宋时期产生了精致思辨的理学，儒学主导的传统文化实现了创新发展。与吸收佛教文化实现文化生命新发展一样，明清之际西学的传入同样有力推动了华夏民族文化生命的新发展，成为经学时代下子学发展的重要内容。

中国封建社会发展到明代，已步入衰落阶段，社会经济、政治与文化领域都出现了一些重要转向。到明朝末年，面对经济凋敝、政治腐败、农民起义与满族兴起等严峻的社会危机，官方的程朱理学及阳明心学都已失去了收拾人心的社会功用。为挽救社会危机，重新发挥儒学的入世精神和经世功用，以黄宗羲、顾炎武、王夫之、李颙、颜元等为代表，逐渐形成了一股反对宋明儒学"空谈性理"，力倡经世致用的"实学"思潮，推动着儒学形态的又一次转变。而这一时期，西方学术的传入在其中发挥了重要的媒介作用。

最早到中国传播西学的是意大利人利玛窦。16～17 世纪，随着欧洲资本主义发展和殖民扩张，西方教会的海外传教应运而生。利玛窦是天主教耶稣会的成员，他从 1583 年抵达广州肇庆，到 1610 年病逝北京，在中国传教达 28 年之久。继利玛窦之后来华的传教士中，著名的还有熊三拔、龙华民、庞迪我、艾儒略、邓玉函、汤若望、罗雅谷、南怀仁、金尼阁、穆尼阁、郎世宁等。由于基督教与中国传统信仰截然不同，利玛窦等人在当时采取了一种"学术传教"的适应策略。他们主要通过交流学术的方式结交中国上层士大夫，用西洋的科学技术、工艺美术来引起士大夫阶层直至皇帝的好感与支持，进而传播基督教教义。因天文历法对封建统治关系重大，来华传教士首先以"天学"为突破口，将西方同时期的天文学、数学、物理学、地理学、医学、逻辑学及音乐、美术等领域的学术知识传入中国。

据学者统计，仅仅明末 60 余年，传教士与中国学人合作翻译出版的西方各类著作就有 102 种，其中除纯属宗教内容的 37 种外，其余 65 种都属于科技类著作，所占比例几近 2/3。大量西方科技著作的输入，有力刺激了中国传统学术思想的变革。到清乾隆年间编纂《四库全书》时，西方传教士及其与中国士人协作的重要著作就收录有 30 多部。

这些著作主要集中在子部的天文算法类中。在该类收录的 56 部著作中，西学传入以前的仅有22部，其余的34部中，传教士独撰的有4部——《乾坤体义》《表度说》《简平仪说》《天问略》，传教士与中国学者合撰4部——《新法算书》《天步真原》《同文算指》《几何原本》，剩下的20多部也基本上都是中国学者推衍西学及深受西学影响的著述，如明徐光启的《测量法义》、李之藻的《浑盖通宪图说》与《圜容较义》、王英明的《历体略》，清康熙的《御撰仪象考成》与《御定数理精蕴》、王锡阐的《晓庵新法》、薛凤祚的《天学会通》、梅文鼎的《历算全书》、杜知耕的《几何论约》、方中通的《数度衍》等。西学在整个天文算法类著作中已占据主导地位。《四库全书总目》也直接指出，天文算法，古疏而今密，著录之书，以新法为多。

除了天文算法外，子部中农家类与谱录类还分别收录了熊三拔撰著的水利工程技术著作《泰西水法》及邓玉函、王徵合编的中国第一部机械工程学著作《奇器图说》。另外，史部地理类中也收录了艾儒略编译的我国最早的世界地理专著《职方外纪》与南怀仁撰著的《坤舆图说》。

《四库全书总目》对于收录的天文历算、机械、农业水利与地理类等西方科学给予了极高评价，认为："欧罗巴人天文推算之密，工匠制作之巧，实逾前古。""西洋之学，以测量步算为第一，而奇器次之。奇器之中，水法尤切于民用。"

西学的传入，尤其是重实证和应用的西方科技的传入，不仅有力改变了明末中国天文历算等传统科学的衰落局面，还大大开拓了中国士大夫的视野，推动着以儒学为主导的整个社会学术思想的变革。明清之际，一些先进的思想家从西学中吸收营养，大力倡导崇实致用的学术精神，有力助长了批判宋明儒学的"实学"思潮的兴起。到1723年，雍正采取严厉禁教措施，长达一个多世纪的"西学东渐"就此中断，"实学"思潮也在清王朝文字狱的专制高压下蜕变为"避世"的考据汉学，西学的传入对于中国传统学术创新发展的重大意义尚未得到显著的体现与广泛的认同，直到1840年鸦片战争后，西学凭借着强权又一次东来，西学东渐的重大意义才开始为世人逐渐认识。但这与明清之际中国学人自主研习西学以求"会通""超胜"的环境相比已经是天壤之别了。

由"学"至"术"的形态拓展

春秋战国时期，诸子蜂起，百家争鸣，子学是当时学术思想的主干。到汉武帝"罢黜百家，独尊儒术"，儒家经学从子学中分化出来，位居"一尊"地位。但子学在当时学术思想上仍具有重要地位，在刘歆的《七略》中，《诸子略》仅次于《六艺略》，位居第二，在图书数量上更居首位，可见其当时仍可谓学术思想的大宗。刘歆对先秦诸子"九流十家"的划分也成为后世子学研究的基本框架。

中国传统学术门类的划分是与图书分类联系在一起的，因此在类目的设立上，既要以图书的学术内容为基础，即以"义"立类，又要兼顾流通中图书篇卷数量的多寡，以便于利用和检索。有其书才有其类，图书过少则不宜独立成类，只能附录于与其性质相近的类目之中。刘歆《七略》将史书附于《六艺略》的《春秋》之后，主要就是由于当时史书数量过少，不便单独成为一略。而在《六艺略》《诸子略》之后，诗赋、兵书、术数、方技都能独自为类，则显示了这些领域自先秦以来已产生了大量图书。如《诗赋略》包括赋、杂赋、歌诗三类，共 106 家 1318篇；《兵书略》包括兵权谋、兵形势、阴阳、技巧四大类，共 53 家 799卷，另有图 28 卷；《术数略》包括天文、历谱、五行、蓍龟、杂占、形法六类，共 109 家 2539 卷；《方技略》包括医经、经方、房中、神仙四类，36 家 868 卷。

但两汉经学时代确立后，子学争鸣的时代不复存在，诸子之学渐衰。面对典籍流通数量的新变化，诸子学单独作为一类已显单薄，因此，西晋荀勖在《中经新簿》中采用四部分类，遂将诸子、兵书、术数合为一部。基于同样的考虑，南梁阮孝绪在《七录》中新增佛法、仙道二录，同时认为兵书既少，不足别录，遂与诸子合并为"子兵录"；《方技略》中房中、神仙已入仙道录，剩下的医经、经方也不足别创，故合方技与术数为"术技录"。到《隋书·经籍志》，则明确采用经史子集四部分类，其子部将诸子、兵书、术数、方技全部并入其中，子学内涵实现了由"学"至"术"的形态拓展。此后，子部内容虽有部分调整增并，但基本未变，到清修《四库全书》时，子部综合前代成果，细分为14类，其中，除了源于先秦"诸子学"的儒家、法家、农家、小说家及合并墨、名、纵横于内的杂家类和包含佛道二教的释家、道家7类外，子部之学还包括兵家、医家、天文算法、术数、艺术、谱录、类书等7类，它们与"九流十家"的"诸子学"及佛道二教相比较，更具有实践操作层面的"术"的色彩，从而丰富了子学的内涵，使子学成为四部中最能展现民族学术文化丰富广博特色的学问。

兵家在春秋战国时期已经形成了独立的学术体系，到刘歆编撰《七略》，已被作为一门独立的学问。《汉书·艺文志》称"兵家者，盖出古司马之职，王官之武备也"，认为兵家出于古代司马之职，是君王治国必不可少的武备之事。在春秋战国、两宋与明清之际，兵家出现三次发展高潮，涌现出大批著作。在《四库全书》中共著录历代兵家著作二十部。其中，《孙子》，俗称《孙子兵法》，是世界上现存最古老的军事理论著作，被誉为"兵法圣典""兵经"，是兵家之学的代表作。另外，著名的还有与《孙子》合称为"武经七书"的《六韬》《吴子》《司马法》《尉缭子》《三略》《李卫公问对》及明朝抗倭名将戚继光所撰的《纪效新书》《练兵实纪》等。

在长期发展中，兵家形成了一些基本观点。如：在战争与和平关系上，强调"国虽大，好战必亡；天下虽安，忘战必危"（《司马法·仁本》），崇尚和平与重视战争相统一。在战争原则上，倡导"全胜"，所谓"是故百战百胜，非善之善者也；不战而屈人之兵，善之善者也"（《孙子·谋攻》)。在战争目的上，突出"兵者，所以诛暴乱，禁不义也"（《尉缭子·武议》)，追求正义和功利的统一。在战略战术上，主张"上兵伐谋，其次伐交，其次伐兵，其下攻城"（《孙子·谋攻》)，将谋略制胜摆在首位。充满智谋的兵家之学，展现了华夏民族文化高超的思辨智慧与热爱和平、崇尚正义的博大胸襟和高远情怀。

医家同样历史悠久，源远流长，在汉代已成为独立的学术门类，它以整体辩证的思维方法、理法方药的学术体系及针灸、刮痧、按摩等独特的外治疗法，展现了中华民族热爱生命、珍惜生命的生命智慧。而医家视医学实践为"仁心仁术"，又充分凸显了中华民族深沉的人文关怀和博爱精神。《四库全书》共收医书97部，著名的有《内经》《难经本义》《针灸甲乙经》《伤寒论》《肘后备急方》《诸病源候论》《备急千金要方》《外台秘要》《铜人针灸经》《证类本草》《妇人大全良方》《脾胃论》《格致余论》《普济方》《本草纲目》《濒湖脉学》《神农本草经疏》《类经》《景岳全书》《瘟疫论》《医宗金鉴》等。

天文算法类包括天文和算法两方面。古代天文研究的主要目的是制定历法，而制定历法就必须计算，所以，"算术、天文相为表里"，"二者恒相出入，盖流别而源同"。天文家和算法家也常是一身二任，统称为天算或历算家。

中国古代农耕文明强调掌握季节时令，历代统治者又特别宣扬继天立极和天人感应，认为人间统治与天象息息相关。敬天授时的需要使天文观测受到高度重视，并被视为神圣的事业，中国也成为世界上天文观测最早、最发达和最持久的国家。与发达的天文学相联系，中国算学也有突出成就，到唐代就已出现了包括算学经典《九章算术》及《周髀算经》《缀术》《缉古算经》等在内的《算经十书》，形成了重计算的算法化数学的典型形式。宋元时期，中国古代天文和算学都达到发展高峰，出现了郭守敬制定的中国古代最好的历法《授时历》，以及算学四大家秦九韶、李冶、杨辉和朱世杰。明清时期，传统天文学和算学走向衰落，在明末西学传入之际，开始走上学习、吸收西方天文学与数学的发展道路。

天文算法、医学与农家类的农学一起，共同构成了中国古代自然科学的四大知识体系，其中蕴含着华夏民族认识和探索自然奥秘的丰富智慧。

术数类，又称"数术"，是秦汉以后利用《易》的象数与阴阳五行学说形成的各种方术，用以达到趋吉避凶的目的。《四库全书》将术数分为数学、占候、相宅相墓、占卜、命书相书、阴阳五行等六类。这里的数学，是根据《易经》的象数形成的以数目来探究宇宙奥秘的神秘"数"学，不是指算法类数学。占候是观测天象，预测灾祥的。相宅相墓是研究住宅坟墓吉凶的，俗称"风水"学，又称堪舆学。占卜是通过易术预测吉凶的。命书相书就是算命看相。阴阳五行则是以阴阳五行学说统摄前五家加以研究的学问。这六家中，《四库全书》认为，仅数学一家，本于《易经》象数之学，有一定的道理，其余都是傅以杂说，百伪一真的"悠谬之谈"。术数以趋吉避凶为目的，其中不乏附会、牵强、武断与神秘，可谓古代迷信之总汇，但也体现了古人探索宇宙人生奥秘的积极态度，其中也留下了一些宝贵的探索结果，如占候中的《开元占经》就保存了许多古代的天文资料，极具价值。因此，术数也从侧面展现出中国古人处理宇宙人生问题的实践探索与智慧。

艺术是子学中异常醒目的一类，在《四库全书》中分为书画、琴谱、篆刻、杂技四类，包含了音乐、书法、篆刻、绘画、雕塑、舞蹈、围棋、演奏等中国传统艺术的多种形式。在中国传统文化中，艺术可以怡情养性，培养智慧，具有审美和教化的双重意义，它以含蓄内敛的中和之美和极富意境的技艺形式展现了华夏民族敏锐细腻的心灵感受和高雅闲适的生活情趣。其中，琴棋书画更是传统文人必备的四大技艺，它们以独特的艺术形式集中体现了中国文化的高雅与精致，展现出华夏民族高远淡雅的审美情趣与境界追求。

谱录是专门研究一类事物的学问，按照不同事物以类相从的原则进行归属，形成关于一类事物研究的系统目录，在《四库全书》中，分为器物谱、食谱、草木鸟兽虫鱼谱三类。器物谱是讲古玩、器物、文具图谱的专书，如《古今刀剑录》《鼎录》《宣和博古图》《钦定西清古鉴》《奇器图说》等。食谱是讲食物调配和烹调方法的，如《茶经》《茶录》《宣和北苑贡茶录》《北山酒经》《酒谱》《糖霜谱》等。草木鸟兽虫鱼谱是讲植物动物的，如《洛阳牡丹记》《扬州芍药谱》《范村梅谱》《金漳兰谱》《荔枝谱》《竹谱》《菌谱》《禽经》《蟹谱》《异鱼图赞》等。谱录家涉及的内容不仅对于历史考证有重要价值，对于后人了解中国科技史和动植物研究也有积极意义，它体现了华夏民族对于生活的广泛兴趣和闲雅情致，展现了民族文化的丰富和精致。

类书是子部中最为特殊的一类。因为类书是辑录各门类或某一门类的资料并按不同方式进行编排以供检索的工具书，其中兼收各类的综合型类书作为百科全书性质的资料汇编，在内容上恰如《四库全书总目》所说，是"兼收四部，而非经非史，非子非集。四部之内，乃无类可归"。因此，按道理，综合性类书应从四部中独立出来，另立门类，但《四库全书》按四部分类，只能将其寄存在子部中，更加凸显了子部之学的浩瀚和广博。曹魏时期编修的《皇览》为"类书之祖"，此后，历代相继仿效，纂修出大量类书。现存最早的类书是唐初虞世南所编的《北堂书钞》。宋代，类书编纂非常兴盛，出现了《太平御览》《册府元龟》《玉海》等著名类书。明清两朝更编撰了古代最大的两部类书《永乐大典》与《古今图书集成》。其中，《古今图书集成》是现存规模最大的类书，历经康雍两朝编纂完成，共一万卷，一亿六千多万字，收录了从上古到雍正以前大量的古代文献资料，被誉为"康熙百科全书"。类书的编写，客观上保存了大量珍稀散佚的古籍文献，展现了中国文化的博大浩瀚。

经学时代下，在"九流十家"与佛道二教多姿多彩的学说外，智谋的兵家、仁爱的医家、精深的天文算法家、神秘的术数家、高雅的艺术家、专门的谱录家及广博的类书家，将"子学"的内涵由"学"的理论进一步拓展到"术"的实践层面，使子学在传统学术门类中更加多姿多彩，熠熠生辉，集中展现了华夏民族文化的创造精神和生命智慧。其中，中医、国画自近代以来，虽历经西方文化的冲击与侵蚀，但始终被视为"国粹"，传承不绝，更凸显了中国传统子学的不竭生命和独特魅力。

作为民族文化生命观念自觉的产物，子学自先秦时期形成起，一直是传统学术的重要组成部分，成为最有创造精神的中国人提出的不同思想和学说的总汇，并在历史发展中进一步拓展到战争、医疗、观象、授时、艺术、生活等实践活动的不同领域，最能体现中国古代学术文化的丰富与特色。在强调创新精神的新世纪，对于这一最能体现民族文化生命智慧和创造精神的学问，尤须认真研习，承续发展。

子学与中医学术思想的拓展

道家、道教与中医学的发展

中医理论体系以《内经》的诞生为标志，在战国时期基本形成。作为时代的产物，中医学在形成初期就与当时诸子百家学术争鸣的时代氛围密不可分，在学术思想上深受诸子学的影响。在《内经》中，战国时期的儒、墨、道、法，以及兵家、名家、农家和阴阳家的思想都有体现，其中，儒、道二家的影响最为显著。中医学阴阳五行的理论体系也正是在综合吸收儒家、道家与阴阳家等众家学说的基础上成为解释人体生理、病理和临床诊断、治疗的思想基础和说理工具的。

到两汉时期，《内经》最终成书，并与其后的《难经》《神农本草经》和《伤寒杂病论》一起，标志着中医学理、法、方、药的完整学术体系正式确立。这一时期，儒家经学已上升为官方统治思想，在学术思想上最为兴盛。《内经》等"四部经典"在浓厚的经学氛围下著成，受儒家思想的影响自然格外显著。无论是天人相应的有机论医学观和阴阳五行的理论架构，还是元气论的自然观和医为"仁术"的医德观念，都渗透着儒家思想的深深烙印。此后两千多年，儒家思想始终居于官方统治地位，其学术思想的发展演变也深深地影响着中医学的历史发展和学术面貌。

两宋以后，在医家群体中，大量由儒入医或儒而兼医的"儒医"的出现，更是儒家思想对中医学影响的鲜明体现。

在两汉以后中医学的发展中，古代的子部之学，除儒家对中医学产生了多方面的持续影响外，道家、佛家及明清之际东渐的西学是对中医学影响最为重要的三种学说，在中医学术思想的拓展演变中发挥了重要的作用。

道家学派，以老子为开山祖师，到战国中期庄子和稷下道家的出现而达到发展的鼎盛状态。在先秦诸子学中，道家学派以"道"为核心的宇宙观将"道"视为宇宙万物的本原和生成演化的客观规律，强调"道法自然"，与自然科学对于客观事物的本质与运动规律的认识活动最为接近，因而对包括医学在内的中国古代科学的影响最为直接和显著。具体到中医学领域，在《内经》标志的中医基础理论的形成上，举凡人体生命观、疾病与诊治的认识方法论、养生学以至《内经》的编写体例形式等方面，都有道家思想的鲜明烙印。在宇宙观上，老子以"道"为宇宙万物的最高实体，主张"道生万物"和"道法自然"，庄子在坚持老子"道"论的同时，又提出"通天下一气耳"和"万物皆化"的思想，稷下道家则又明确地引入"精气"说，提出"道"即"精气"的主张，将老子的"道"论与"气"论思想结合起来。

道家在宇宙观上的这些观点直接影响和塑造了《内经》对于人体生命本质的认识。首先，老子主张"道生万物"和"道法自然"的思想，是《内经》观察自然万物与人体生命的基本观点，并具体表现为"人与天地相参""人与天地相应"的整体论生命观。而庄子和稷下道家的"气化"与"精气"说，也被《内经》直接引入，并表现为"精、气、神"等揭示人体生命本质的基本概念，成为解释人体生命起源、内涵、历程及生理、病理的普泛性概念；其中的"气"与"气化"思想，更是中医基础理论中阴阳、脏腑、经络、运气、气机升降与四气五味等众多学说产生的理论基础，在中医基础理论的形成中影响尤为重大。

在认识方法论上，道家关于宇宙永恒运动及阴阳对立和消长转化的辩证法思想也被《内经》直接引入，成为认识人体疾病变化和确立诊治法则的基本依据。例如五行学说中的"生克"观，就深受老子"相反相成"辩证法思想的影响。五行生克关系既被应用于生理上解释五脏的相互滋生与相互制约关系，又被应用于病理上解释疾病传变的过程，还在治疗上被广泛应用，成为培土生金、滋水涵木、壮水制火、佐金平木等众多治法治则的理论基础。而老子"为之于未有，治之于未乱"及"夫唯病病，是以不病"等辩证观点与医疗实践相结合，更直接催生了《内经》中著名的"是故圣人不治已病治未病，不治已乱治未乱"的"治未病"原则。道家丰富的辩证法思想作为《内经》中认识疾病和确立诊疗的基本依据，一直有效地指导着中医的临证实践，是中医学最为基本的认识方法论原则。

除了宇宙观和认识方法论，在养生学上，老子主张"道法自然"，强调贵柔守雌、致虚守静、顺应自然，为后世养生学的发展奠定了思想基础。庄子更视养生为"通道"的重要表现，主张恬淡无为，顺应四时阴阳变化，并提出"吹呴呼吸，吐故纳新，熊经鸟申"等调节呼吸、模仿动物活动的气功与导引等养生方法，对《内经》中的养生思想产生了积极的促进作用。

先秦道家不仅在学术思想上对《内经》产生了重要影响，为中医基础理论的形成了提供了许多直接的思想资源，在写作体例上也对《内经》产生了直接影响。在《内经》中，不仅有很多语句与《道德经》及《庄子》非常相似，其采取黄帝与岐伯、雷公等人相互问答的对话体形式来阐发医理，也与《庄子》通过黄帝、庄子、惠施等人的对话形式来阐发哲理在文体风格上一脉相承。

两汉以后，道家思想对中医学的影响主要以道教的形式出现。道教作为中国本土的宗教，致力于长生不老、得道成仙，形成了宗教史上特有的仙道文化。道教追求肉体生命羽化登仙的独特教义，使其与关注养生保健和疾病防治的医学关系格外密切，极大地丰富和促进了中医学术思想的发展。如，道教修炼上形成的内丹、导引、房中、服食等方法极大地丰富了中医养生学的理论与实践；道教炼制外丹的"炼丹术"不仅促进了制药化学的发展，还创新了中药丹剂的新剂型，使紫雪丹、至宝丹、养心丹等各种中药丹剂在临床上获得广泛运用；收录历代道教丛书的《道藏》包含了大量有关炼丹、养生等医药类著作，是中医学文献的重要组成部分，尤其是其中的养生文献格外丰富。而自魏晋以来，出现了葛洪、陶弘景、殷仲堪、孙思邈、王冰、吴夲、朱提点等众多精于医道的道教人士，在历史上号为"道医"。"道医"群体的出现及他们在医学理论与实践上的贡献，充分展现了两汉以后道教在中医学术思想发展上的重要推动作用。

佛教对于中医学术思想的影响

佛教在两汉之际传入中国，到魏晋南北朝时期获得广泛传播，在中国思想界逐渐形成了儒道释三教鼎立的发展局面。进入隋唐时期，佛教发展至鼎盛状态，形成了具有中国特色的各种佛教宗派，对中国社会政治、思想、文化等各个方面都产生了重要影响。

在医学领域，佛教思想也非常丰富。佛教的基本教义认为，包括人身在内的宇宙万物都是由"地、水、风、火"四大基本要素构成，"四大"不调，则百病丛生。大乘佛教主张利益众生，要求勤习"五明"，"医方明"即是其中一种，是僧徒修习的功课之一，包含着古印度各种医治疾病的学问和方法。而被誉为"经中之王"的《法华经》更指出，佛是大医王，能医众生病。世间一切都是药，都可以治病。佛法是不定法，众生有种种病，佛就用种种法药去对治。

佛教丰富的医学思想随着佛经的翻译和传播进入中国，而佛教徒为扩大佛教的传播和影响，往往将行医济世作为弘扬佛法"普度众生""自利利他"精神的一种重要手段，寺院在历史上也常常建立病院，作为疾病收容和战伤救护的重要场所。另外，佛教寺院多建在远离城镇的穷乡僻壤或名山大川，为了自身保健和防治疾病的需要，僧侣也必须研悉医术，以自救救人。这些多种因素的共同作用，使佛教在魏晋至隋唐的传播发展过程中，古印度及西域的医学理论、治疗方法、卫生保健等内容被大量运用于解释生理、病理和临床诊治的医学实践，不仅逐渐形成了佛教医学的独特理论体系和临床诊疗方法，对中医学术思想的拓展也产生了多方面的影响。

在医学理论上，佛教的"四大"致病说就对中医理论产生了重要影响。如，南朝陶弘景的《肘后百一方》作为一部重要的中医方剂著作，就说："人用四大成身，一大辄有一百一病。"唐代名医孙思邈在《备急千金要方》中也称："地水风火和合成人。……凡四气合德，四神安和。一气不调，百一病生。四神动作，四百四病，同时俱发。"这种每"大"可致"一百一病"，"四大"共致"四百四病"的说法，就直接来自于佛教典籍。

在药物方剂上，佛教认为，世间万物都是药，四百四病就有四百四方。受此影响，魏晋南北朝的医家特别致力于搜集专方，寻找专药，编纂方书，创造了中医学发展史上药物和方剂创新最为丰富多彩的时代。

其中，在药物研究上，这一时期现可考的著述多达 70 多部，较有影响的有陶弘景的《本草经集注》、雷敩的《雷公炮炙论》、徐之才的《雷公药对》等；在方书著述上，更是成就斐然，其中佛教僧侣直接编撰的方书就有东晋僧人于法开的《议论备豫方》、支法存的《申苏方》，刘宋僧人胡道洽的《治卒病方》，北魏僧人释昙鸾的《调气方》《疗百病杂丸方》，北齐释道洪的《师道洪方》，北周姚僧垣的《集验方》，南朝宋齐僧深师的《僧深方》等。除僧侣著述方书外，受佛教思想影响的重要方书还有南北朝陈延之的《小品方》、陶弘景的《肘后百一方》，以及隋唐时期王焘的《外台秘要》、孙思邈的《千金翼方》《备急千金要方》等。如，《外台秘要》就载有天王补心丹、九味沉香散、少林正骨精等佛家医方60多首，《备急千金要方》中也记载了印度和西域传入的佛教药方10多首。

在诊疗技术上，《内经》强调"粗守形，上守神"（《灵枢·九针十二原》）的医学观念及以功能论藏象的医学模式，对于临床外科治疗的发展有较大的局限。但在魏晋南北朝时期，由于佛教医学的传入，尤其是佛经中关于印度神医耆域以利刀破肠来治疗疾病的各种奇术，极大地激发和促进了中医学临床外科和手术技术的发展，使这一时期的医家多擅长外科手术。如，据史料记载，晋代的医家已能进行唇裂修补术、开肉锯骨截肢术、骨科的夹板固定治疗骨折术，以及眼科的金针拨白内障等多种外科手术。中国医学史上第一部系统的外科专著《刘涓子鬼遗方》也在这一时期问世。该书为晋末刘涓子所著。书中介绍了消毒方法和脓肿切开针烙引流等术式，强调内治外治结合，重视手术技巧，为后世外科"消、托、补"三大法则的确立奠定了基础。

在养生保健上，佛教提倡素食养生，强调饮食节律和注重饮食禁忌，并重视日常生活中的沐浴、揩齿、焚香避秽等卫生保健，尤其是佛教医学特别重视精神修养，强调精神调养重于药物治疗，自我调养重于外缘调节，在戒、定、慧三学中的禅定养生，注重调身、调息、调心，内容丰富多样，对中医养生学的发展具有重要的推动作用。

另外，佛教思想在医德规范上也对中医伦理学的形成和发展产生了积极影响。佛教提倡慈悲为怀，积德行善，普度众生。魏晋以来，也涌现出一大批医德高尚、医术精湛的佛教医林人物，如西晋的佛图澄、支法存，东晋的于法开、僧深，北魏的昙鸾、僧坦等。这些医僧不计名利、不求酬报，以济世救人、普度众生为己任，在医学伦理学史上树立了千古典范，对后世医家产生了重要影响。如，唐代名医孙思邈在《备急千金要方·大医精诚》中就指出："凡太医治病，必当安神定志，无欲无求。先发大慈恻隐之心，誓愿普救含灵之苦。"他还同时指出，不得杀生取药，损彼益己，即"虽曰贱畜贵人，至于爱命，人畜一也……夫杀生求生，去生更远"。这种"大慈恻隐之心""普救含灵之苦"及医疗实践中的"重生"思想都是佛教思想在医家伦理观上的鲜明体现。

历史上，佛教思想的传播对医学的发展产生了多方面的影响。在医家群体上，继魏晋南北朝时期涌现出一批德艺双馨的医僧后，隋代的梅师，唐代的义净、鉴真，宋代的施护、法坚、初虞世、奉真、继洪，元代的普映、拳衡，明代的住想、普照，清代的本圆、雪岩等，都是留名史册的著名医僧。他们在佛教医经翻译、中外医学交流、临床诊疗或方药整理等方面各有建树，为佛教医学及中医学的发展做出了重要贡献。

以唐代的医僧为例，义净是继玄奘之后赴印取经获得杰出成就的佛学大师，为中国历史上四大译经家之一，他的取经译经活动及其撰述的《南海寄归内法传》是中印医药交流的重要篇章；鉴真和尚东渡日本，所著《鉴真上人秘方》在日本被奉为圭臬，为中日医药交流写下了辉煌的一页。

除历代著名的医僧外，佛教思想对医学发展的影响还表现在历代出现了很多私淑佛学的重要医家。如，南朝的陶弘景，唐代的孙思邈，明代的殷仲春、王肯堂、吴有性，清代的章楠、喻昌、程国鹏等，都深受佛教思想的影响。他们的部分著作，如《肘后百一方》《医藏书目》《医门普度瘟疫论》《医门棒喝》等，在命名上就直接取自佛教的用语。清代医家喻昌、程国彭在他们所著的《医门法律》和《医学心悟》中，更将佛教的道德规范引入医学领域，以佛法和佛家的戒律来约束医家的道德行为，将弘扬佛法、普济群生视为医家伦理规范的基本要求，突出体现了佛教思想对于中医伦理学发展的持续而深远的影响。

历代的医僧及私淑佛学的著名医家，在历史的发展中留下了大量医学著述，这些宝贵的医学文献连同佛经中的论医佛经和涉医佛经，卷帙浩繁，内容广泛，涵盖医学理论、方剂本草、临床各科、养生保健等医学的各个领域，成为中国古代医学文献宝库中的重要组成部分，展示了佛教医学在中医学历史发展中的重要地位和历史影响。

西学东渐与中医学术思想的嬗变

在中国古代学术经史子集四部分类中，子部之学最为庞杂，也最能体现华夏民族文化的包容精神。两汉以后，随着子部之学的历史发展，子学不仅将印度传入的佛教文化纳入自身之内，还将明清之际利玛窦等西方传教士传入的西方学术纳入其中，仅清代乾隆年间编纂的《四库全书》中，其子部就收录了西方传教士独撰或与中国士人合撰，以及深受西学影响的著作30多部，显示了明清之际传入的西学在传统子部之学中的重要影响。

包括《四库全书》著录的西人著述在内，明末西方传教士译述传入的西学著作共有100多部，其中除了一批传播天主教教义的宗教神学著作外，大部分是介绍西方的天文历法、数学、物理学、水利、机械等方面的科技知识。西方学术，尤其是其科技知识中注重实证和应用的学术思想的传入，有力推动了当时中国思想界批判宋明儒学空谈性理而强调实证、实用的"实学"思潮的兴起，对包括中医学在内的整个中国知识界都产生了强烈震撼，逐渐形成了明清之际注重实际、实证和强调经世致用的一代学术新风。明末中医温病学的大家吴有性能够明确提出温疫的流行并非六淫所致，而是天地间别有一种异气——"戾气"所致，在中医病因学上突破传延千古的六气致病说，与当时思想界注重实证、实用的学术风气的浸淫影响密不可分。

🔲 知识链接：葡道人与基督教

葡道人（约790—850），唐代著名医僧，是当时被称为"景教"的基督教在中国传播过程中出现的一位久居中国的景教徒。他留下的《仙授理伤续断秘方》记载的小夹板治疗骨折术，是古代西方医学的特长；他对骨折的处理方法与《希波克拉底文集》所叙相同，但在内服外敷方药上较多地采用了中医学内容。《仙授理伤续断秘方》实际上是中西方药技法相结合的产物。该书作为中国现存最早的骨伤外科专著，将古代西方医学的骨伤治疗引入中医学，对于中医骨伤外科的发展和学术特色的形成产生了重要影响。实际上，在明末西学东渐以前，古代西方文化通过不同途径也曾传入中国，蔺道人以景教徒身份传入西医骨伤外科学仅是其中一例。但从整体上说，明代以前传入的西方学术对于中国社会及中国学术文化的影响非常有限，时断时续，都被中国固有的学术文化传统所融化或淹没，无法与明末西学东渐对于中国文化的影响相提并论。

而西方传教士译述中的部分西医学内容，更对中医学术思想产生了直接的影响，推动了中医学术思想的时代变革。

当时，西方医学虽然已从希波克拉底与盖伦代表的古典医学进入到以维萨里的《人体的构造》为标志的近代医学革命的新阶段，但由于当时耶稣会保守的宗教立场，利玛窦等耶稣会传教士所接受的仍然大多是维萨里以前的西方古典医学理论。而西方古典医学在疾病认识和临床治疗上与当时的中医学相比较，并不具有明显的优势。因此，从"学术传教"以吸引中国士大夫的策略出发，利玛窦等耶稣会教士介绍的西方学术主要集中在天文历法、数学、物理学、水利、机械及音乐、绘画等方面，对西方古典医学并未做重点介绍。

但是，在他们传播天主教教义的宗教神学及上述的部分科技类著作中，也涉及一些对人体结构和生理功能的认识，以及一些医药卫生知识，从而使西方古典医学的部分内容传入中国。如，利玛窦在《西国记法》的"原本篇"中介绍了西方神经学，在论脑时指出："记含之所在脑囊，盖颅囟后枕骨下，为记含之室。"将西洋的神经学和脑学说最早传入中国；高一志在《空际格致》中介绍了古希腊的四元素说与一些解剖学知识；熊三拔在《泰西水法》中阐述了人类躯体运动原理、体液生理和病理等方面的内容，并介绍了西洋炼制药露法；汤若望在《主制群征》中，则介绍了不少人体结构和生理功能方面的医学知识；傅汎际在《寰有诠》和《名理探》中介绍了心脏和视觉功能、大脑的作用，以及人与四体液的关系等内容。

在耶稣会传教士中，对西医学做出专门介绍的仅有瑞士人邓玉函。邓玉函在投身耶稣会前，本为欧洲名医，在明末来华的传教士中也最为博学。他到达澳门后，在当地行医，并解剖了一名日本神父的尸体，开创了西方医生在华进行尸体解剖的最早实践。1629年，他被明廷征召进京，修撰历法，从此放弃了医学。但他是欧洲名医，有将西方解剖学传入中国的愿望，为此译述了《泰西人身说概》，并与罗雅各、龙华民合译了《人身图说》。通过这两部医学专著，邓玉函将诠释人体结构的解剖精细图说和生理学知识系统地传入中国。

通过传教士的各种译著，西方古典医学的理论、学说、临床、药物及治法等，开始传入中国。虽然这时传入的西方医学与当时的中医学相比，在整体上并不占优势，甚至在临床治疗技术和实际效果上还不及中医，再加上当时与传教士接触的中国学者及能够读到西学著述的中国医家人数有限，因而在社会影响与医疗实践上，西医学并未对中医学界产生多少触动。但是，西方医学中与中医截然不同的四元素、四体液、神经、脑学说等新鲜理论及远较中医精细详明的生理解剖学，毕竟对直接或间接接触西学的中国知识分子的思想产生了一定的冲击，其中，部分学者开始将西医学的有关知识纳入自己的著述，并在传统中医学的框架中予以接纳和消化吸收，在学术实践上开启了中西医学汇通发展的时代潮流。

最早倡导中西医学汇通的是明末思想家方以智。方以智，文而兼医，自号"药地"，早年曾参与徐光启的译述西学工作，与传教士毕方济、汤若望等皆有交往，对西人译著有较全面的学习和了解，在其所著《物理小识》中载录了不少西医学内容。如卷三"人身类"引汤若望所著《主制群征》中的"脑说",介绍了脑、脊髓、脑神经和脊神经的解剖,提到"脑散动觉之气,厥用在筋"。又引述西方体液说与盖伦的肝血心血供养说,认为这些都是"灵素所未发","诸症医者必从三部跃动之势揣之",以中医诊脉三部九候之理与西医学进行了初步汇通。他在《物理小识》"自序"中,更明确提出西学"详于质测,拙于言通几",发展了徐光启"会通"以求"超胜"的思想,为中西医学取长补短的汇通实践奠定了理论基础,成为明末清初中西医学会通思想的启蒙者。

方以智最先接纳了西医学关于"脑散动觉之气"的观点,而西医学"脑主记忆"说尤令中医界震撼。中医学自《内经》创立以来,认为脑为"奇恒之府",不是主宰人身的主要器官,将实际上属于脑的功能归之于"心"。直到明代医家李时珍才提出"脑为元神之府",但其如何发挥"元神之府"的功能,仍语焉不详,也没有涉及脑的思维记忆等功能。在此背景下,西人"脑主记忆"说格外引人关注。首先接纳这一学说的为明末抗清名士金声。金声又将其传给了同乡医家汪昂。汪昂在其所著《本草备要》"辛夷"条下记载了这一"脑主记忆"说,并将它与李时珍"元神之府"说进行了初步汇通,认为二者"于义暗符"。汪昂的《本草备要》通俗易懂,读者甚多,脑主记忆说遂不胫而走,流传渐广。

方以智、金声等接纳的"脑散动觉之气"与"脑主记忆"说在100多年后仍对清代后期著名的革新派医家王清任的思想产生了强烈影响。他在《医林改错》中专设"脑髓说",明确批判自古以来"灵机发于心"的错误,综合了"脑散动觉之气"与"脑主记忆"说,肯定了脑主记忆及脑神经的感觉与运动两种功能,并引申发挥,阐明了脑与五官功能的关系,提出脑主宰生命,"一时无气,必死一时"。此外,他还用脑髓说解释癫痫病机、小儿抽风与大人气厥等病理现象,使中医学关于脑功能的认识大大提高。

脑学说是早期西方医学传入时影响最大,也最早为中医界接受并汇通的内容之一。在中医学界对西医学"脑"学说汇通的同时，明末医家王宏翰则在《医学原始》中更为全面地引入了西医学生理、病理的四元行、四体液论，以及记忆、感官、运动、呼吸与解剖等各种学说，并在此基础上提出了兼取中西的"元神元质说"和"太极元行论"，成为中西医学全面汇通的开拓性医家。

继王宏翰之后，王学权、郑光祖、王清任、王士雄、陈定泰等都是中西医学汇通的重要推动者。而鸦片战争以后，随着西方近代医学的大量传入，以及西方医家在华开办诊所、医院等医疗实践的深入拓展，中西医学汇通进一步发展，诞生了朱沛文、唐宗海、张锡纯等一批中西医学临床汇通的大家，中国医学界也由中医独尊逐渐转变为中西医学二元并存的新局面。从此以后，与西方医学之间的交流、容纳、汇通、竞争成为近现代以来中医学存在的基本形态。如何吸收西方医学的发展成就以发展中医学，实现中医学术思想的会通与超胜，是自明末以来直至今天中医学术思想发展所面临和探索的时代课题之一。

自两汉以后，中医学在发展中有三次大变革时期：第一次是魏晋南北朝时期，医学注重实用，临证方书和医学各科得到充分发展；第二次是金元时期，以刘完素、张从正、李杲、朱震亨等金元四大家为代表，在统一的中医学领域形成各家学说互竞发展，掀起学派争鸣的理论繁荣局面；第三次是明清之际，西方学术东渐，中医学开始吸收西方医学思想，形成中西医学汇通发展的时代大潮。这三次大变革中，第一次与佛道二教尤其是外来佛教的兴起与传播密切相关，第二次与宋代儒学强调以己意解经和学派争鸣的思想氛围影响关系密切，第三次则是西学东渐的推动使然。在这三次大变革中，儒、道、佛与西学，成为中医学历史发展中四种最主要的推动力量，展现了内容庞杂的子部之学对中医学术思想发展演变的重要影响。

【延伸阅读】儒释道三教并蓄的药王孙思邈

孙思邈（约 581—682），世称孙真人，京兆华原（今陕西省铜川市耀州区）人，唐代著名医药学家，也是唐代著名道士，宋崇宁二年（1103）被追封为"妙应真人"，被后世尊称为"药王"。关于孙思邈的生年，有多种说法，一般认为生于 581 年，享年 101 岁。孙氏少时体弱多病，青年时代就立志以医为业，刻苦研习岐黄之术，主要著述有《备急千金要方》《千金翼方》。两部《千金方》是唐代以前医药学成就的系统总结，被誉为中国古代临床医学百科全书，对后世医学的发展影响深远。

由于隋唐时期奉行儒、道、佛三教并立的政策，孙思邈本人又博学多闻，"弱冠，善谈老庄及百家之说，兼好释典"（《旧唐书·列传·孙思邈》），因而，在中医学术思想发展史上，孙思邈成为儒释道三教融合的重要医家代表。他立足于"道"，深入医理，以道论医，以医行道，但又能融儒家伦理于医学实践，首次系统全面地论述了医德；同时，还借鉴吸收佛教思想为中医学所用，在医学思想上对儒、道、佛三教兼收并蓄，有力推动了中医学术思想的丰富与发展，展现了诸子学与医学之间的密切联系。

道教自产生起，就和中医学发展密不可分，产生了许多"道医"。但比较而言，葛洪、陶弘景偏重于"药"，而孙思邈则投身于医疗济世实践，以道论医，以医行道，堪称一位不折不扣的"道医"。孙思邈认为，要成为一个合格的医生，必须通晓"道"。欲为"大医"，必修"高道"。

他的道教思想在《备急千金要方·大医精诚》中得到了充分体现。在这篇名作中，他以道教的基本教义为指导，从医术、医德、医体、医法等不同方面规范了"大医"的思想和行为，并在篇末借老君之口对医、道关系总结说："老君曰：人行阳德，人自报之；人行阴德，鬼神报之。人行阳恶，人自报之；人行阴恶，鬼神害之。寻此一途，阴阳报施，岂诬也哉？"在他看来，医、道是统一的，医为道之用，道为医之体，二者玄妙圆融，不可分离。

对医德的重视也是孙思邈思想的一个突出特征。他在《备急千金要方》的首篇《大医习业》中，就对医生的业务与医德修养同时提出了明确要求，认为只有医术与医德两方面都过关的医生，才能"于医道无所滞碍，尽善尽美"，凸显了对医德的极端重视。在两部《千金方》中，孙思邈立足于仁、勇、智、礼、恕、忠、孝等儒家伦理，系统广泛地阐述了他的医学伦理思想。如，他在《大医精诚》中说："若有疾厄来求救者，不得问其贵贱贫富，长幼妍媸，怨亲善友，华夷愚智，普同一等，皆如至亲之想"。又说："见彼苦恼，若己有之，深心凄怆……一心赴救，无作功夫形迹之心。"这些充分体现了儒家仁者爱人和推己及人的精神。在儒家医德思想的基础上，孙思邈还兼收佛道二教关于普度众生、不杀生及自然无为等思想，形成了内涵丰富的医学伦理思想，成为中国古代系统论述医德的第一人。

孙思邈"兼好释典"，佛教思想对他的医学思想也有重要影响。他既有关于疾病基本理论方面的"四大"论病及"四百四病"等观点，还在方剂和养生方面深受天竺大医耆婆"天下物类，皆是灵药。万物之中，无一物而非药"的思想影响，在两部《千金方》中收集了耆婆百病丸、耆婆治恶病方、耆婆汤、耆婆大士补益长生不老方等不少以耆婆命名的方剂及佛教的咒禁之法与导引按摩养生方法等。另外，佛教的因果报应观对孙思邈也有影响，成为他劝导人们行善避恶和对医家行为进行约束的重要理论依据。如《千金翼方·养性》说："人生天地中，动作喘息，皆应于天，为善为恶，天皆鉴之。人有修善积德而遭凶祸者，先世之余殃也。为恶犯禁而遇吉祥者，先世之余福也。"

正是汲取了儒道佛三教思想的丰厚营养，孙思邈兼收并蓄，融会贯通，在医德医术、疾病治疗、养生防病、药物方剂等不同领域，以自己突出的医学思想和成就，成为集唐以前医学之大成的杰出医家。

集　学

华夏民族的心灵歌唱

集学的形成与发展

从"集"到"别集""总集"

在传统学术经、史、子、集四部分类中，集部汇总了历代学者与文人的文集作品，收入历代作家一人或多人的散文、骈文、诗、词、散曲、剧曲及诗文评论等著作，反映了中国古代学者与文人在诗文创作和文学评论等方面的丰富成果，其中也包含大量的学术内容，是四部分类的重要组成部分。

集部之学的"集"，本字作"雧"。《说文解字·雥部》说："雧，群鸟在木上也。从雥木。集，雧或省。"按《说文解字》的解说体例，凡象形字，即用"象形"，或用"象某形"；会意字，则用"从某某"。集字为"从雥木"，说明是会意字。雥是群鸟。清代说文四大家之一的桂馥在《说文解字义证》中说："《禽经》曰：独鸟曰复，众鸟曰集。"《诗经·周南·葛覃》说："黄鸟于飞，集于灌木，其鸣喈喈。"就是使用了"集"字的本义。

"集"字从本义引申出聚、会的意义。如《尔雅·释言》说："集，会也。"《广雅·释诂三》说："集，聚也。"再进一步引申，将单篇的文章作品汇辑整理成一部书，也称为集。如三国时期曹丕《与吴质书》说：

"昔年疾疫，亲故多罹其灾。徐、陈、应、刘，一时俱逝，痛何可言邪？……顷撰其遗文，都为一集。观其姓名，已为鬼录。"为了纪念朋友，于是收集、汇集徐干、陈琳等人的文章编成书册，称之为"集"，这是作为文集之义的"集"字较早出现的文献记录。

作为文集意义的"集"，按照所收录的作品出自一人或多人之手，又分为别集和总集两种不同类型。

别集是汇聚一家的诗文作品所成的文集。先秦时期，诸子文章结集起来只称"某子"，如《孟子》《荀子》之类，并没有什么"集"的说法。到西汉时，文章虽然渐渐多了起来，但也还没有汇集诸体编成文集的。到东汉以后，自觉编纂个人文集的现象开始出现。如《后汉书·东平宪王苍传》载：宪王苍卒后，"诏告中傅，封上苍自建武以来章奏及所作书、记、赋、颂、七言、别字、歌诗，并集览焉"。这是由朝廷诏告而编成的个人文集。再如《后汉书·曹世叔妻传》载：世叔妻班昭死后，"皇太后素服举哀，使者监护丧事。所著赋、颂、铭、诔、问、注、哀辞、书、论、上疏、遗令，凡十六篇。子妇丁氏为撰集之"。这是由作者的亲属编成的个人文集。但东汉时为他人编别集还不常见。到魏晋南北朝时期，为他人编别集普遍流行，而且还出现了许多自编别集的现象，个人文集开始大量涌现。

与别集相对，总集则是汇总多人的诗文作品而成。在历史上，《诗经》《楚辞》堪称最早的诗歌总集与辞赋总集，但严格地说，当时并没有文集的观念，因此，它们还不能说是真正意义上的总集。

从学术史的发展角度看，汇聚各家诗文作品的总集，只有在学者文集著述不断增加以至于经、史、子、集的文献分类形态形成之后才可能产生。据现存文献记载，真正的总集创始于西晋挚虞的《文章流别集》。魏晋时期，是中国文学迅速发展并趋于自觉的时期，当时作家和作品数量之多远超前代，出现了许多"文章家"，这些能文善诗之士都有专门的文集传世，而且文集中众体具备，佳作屡现。这种作家辈出、作品云集、

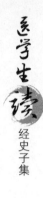

文章种类繁多的局面，对于读者的选取与浏览就极为不便，由此推动了根据读者的需要对各家作品进行汇集、选录的总集编纂活动的出现。挚虞的《文章流别集》正是在这一时代背景下问世的。

对于总集的问世，《隋书·经籍志》总集类小序有精炼的揭示，其称：

总集者，以建安之后，辞赋转繁，众家之集，日以滋广，晋代挚虞，苦览者之劳倦，于是采摘孔翠，芟剪繁芜，自诗赋下，各为条贯，合而编之，谓为《流别》。是后又集总钞，作者继轨，属辞之士，以为覃奥而取则焉。

无论是汇聚一家诗文作品的别集，还是汇总多人诗文作品的总集，作为文集的两种基本形式的出现，反映了中国古代关于"文学"观念的重要演变，以及文学与经、史、子学相区别的独立地位的逐渐形成。

"文"的观念演变与"集部"形态的出现

中国古代的文学观念是由"文"的观念奠定的。"文"字在殷商时代的甲骨文和金文中已经出现，写作"𢽁""𠔼"等形状，其基本结构是四条线相交。至于这种错画之文到底指称何种对象，有人认为是指初民的文身，也有人认为是器物上的编织纹样，还有人认为是烧制陶器时留下的纹路，迄今尚无定论。但无论指称何种纹图，"文"这个字显示的是由线条交错而成的一种图案，所以，东汉许慎在《说文解字》中说："文，错画也，象交文。"

作为一个象形文字，"文"的初始形态虽然很简单，但它通过诸多不同线条交叉构图成形，显示出突出的构形示意特征。按照这种构形示意的符号意义，"文"的指称对象不断扩大，天象地貌、鸟兽虫鱼、花草树木，以至社会人事等各种具有形构意义的组合，无不具有类似于"文"的基本特征，"文"由此扩展为对天地万物一切构形性显现的指称，成为天地万物无所不在的示意符号。到西周时期，"文"就已经被用来指称各种自然现象和社会现象了，从而形成"天文"和"人文"的分判。如，《周易·贲卦》说："观乎天文，以察时变；观乎人文，以化成天下。""天文"指各种自然现象，"人文"指人类社会各种文化现象和文明建制。如果说殷商人更重视占卜、祭祀等"观乎天文"的活动，西周则实现了向制礼作乐和六艺之教为主的"观乎人文"的活动的转变。

审美活动的文学正是滥觞于这种占卜、祭祀的"观乎天文"之学，并在周代浓厚的礼乐文化的"观乎人文"活动中得到不断滋养。到春秋末期，孔子开创私学，将弟子按照学业特长分为德行、言语、政事、文学四科，"文"与"学"才明确地结合成"文学"的概念。但此时的"文学"与今天的文学观念并不相同，它是指古代文献典籍之学。实际上，当时凡是与人文教化相关联的一切社会"人文"现象，举凡礼乐制度、文献典籍、政策法令、道德伦理、宗教艺术、行为规范，无不可以视为文学。这种包含各种"人文"现象的泛"文"的文学观念，是春秋末期文学与政治、经济、哲学、艺术、历史、宗教、伦理等社会意识形态还没有得到分门别类发展的客观反映。

随着时代的发展，各种社会意识形态开始逐渐分化。到汉代，先秦普泛多义的"文"中已分化出更为明晰的"文学"与"文章"两种类型。"文学"此时已专称学术，如《史记·儒林传》说："今上即位，赵绾、王臧之属明儒学，而上亦乡之，于是招方正贤良文学之士。"此处"文学之士"，是指精通儒学经典的人士，"文学"属于经学的范围。而以诗赋为代表的真正的文学则被称为"文章"，因言辞上追求文采，又称"文辞"。如《汉书·扬雄传》说，扬雄"实好古而乐道，其欲求文章成名于后世"。

　　与"文学""文章"的概念分化相联系，西汉末年刘歆在图书目录《七略》中设置了属于文学性质的类目"诗赋略"，表明诗赋类的文学作品已取得了与六艺、诸子相并立的重要地位。按《七略》的分类，"诗赋略"收入了屈原赋、陆贾赋、荀卿赋、杂赋、歌诗等诗、赋类单篇作品，是带有纯文学意义的目录形态。而按照今天的文学观念所理解的《诗经》及小说和诸子散文，则没有被归入到文学的目录之中。其中，《诗经》作为儒家经典，属于"六艺略"；小说和诸子散文都是专论，不同于诗赋的单篇作品，同归"诸子略"。

　　汉代"文辞""文章"概念及"诗赋略"类别的出现，体现了文学的审美特征在汉代已受到广泛关注。迨至魏晋南北朝，中国古代的文学意识开始走向真正的自觉，文学由此步入独立的形态。

　　文学意识的自觉首先表现为作家文论意识的自觉。建安时期，曹丕《典论·论文》首次在自觉的意义上探讨"文"的范围与特质，开中国古代文论之风。他将"文"分成奏、议、书、论、铭、诔、诗、赋"四科八体"，认为"奏议宜雅，书论宜理，铭诔尚实，诗赋欲丽"。第一次将"文"从经、子、史中独立出来作为专门对象来探讨，并将"诗赋略"所排除的铭诔、书论、奏议等散文类型纳入到文的范围。曹丕之后，西晋陆机的《文赋》更将"文"分为诗、赋、碑、诔、铭、箴、颂、论、奏、说"十体"，并将诗、赋等纯文学文体提到铭、诔、奏、议等实用性文体之前，体现出文学审美意识的进一步自觉。整个六朝时期的文论基本上都将诗、赋与各种散体、骈体文章确定在"文"的范围内，经、史、子类已被排除在"文"的范围之外，体现出文学的独立地位的形成。

　　其次，文学意识的自觉还体现在总集的编纂上。魏晋时代，文学创作繁荣，佳作众多，孕育了挚虞《文章流别集》以"文章"之名汇编众体的总集编选的诞生。但该书后来散佚，所选文章具体类型不详。现存最早的总集是南梁昭明太子萧统所编《文选》30卷。萧统在该书的序中明确阐述了选文范围不涉及"姬公之籍，孔父之书"《老》《庄》之作，

《管》《孟》之流"记事之史，系年之书"及"旁出子史"的"贤人之美辞，忠臣之抗直"等属于经、子、史的著作，突出了诗文辞赋等文学作品有别于经、子、史的独立地位，并特别强调选文以"综缉辞采，错比文华"，"事出于沉思，义归乎翰藻"的"清英"之作为贵，体现了文学审美意识的高度自觉。

在文学意识走向自觉的文化氛围下，文学开始成为一种明确的社会建制。据《南史·宋文帝纪》："（元嘉十五年）……立儒学馆于北郊，命雷次宗居之。（十六年）……上好儒雅，又命丹阳尹何尚之立玄学，著作佐郎何承天立史学，司徒参军谢元立文学，各聚门徒，多就业者。江左风俗，于斯为美，后言政化，称元嘉焉。"文学与儒、玄、史学相并列，标志着文学的独立地位被官方正式认可。当时著名的史学家范晔在《后汉书》中也一改前人在正史中将文人事迹附于《儒林传》的先例，在《儒林传》外别立《文苑传》，展现了文学与儒学的分离。社会建制和史学观念上的这种重要转变，使文学作为独立的学科得以确定。

随着文学的自觉和走向独立，在图书目录设置上"集部"的文献形态也逐渐形成。

两汉时期，《七略》虽然开创了最早的文学目录"诗赋略"，但它将具有文学性的散体之文排除在文学目录之外，界域过于狭窄。随着文体创作的繁兴，西晋荀勖在《中经新簿》中首创四部分类，在相当于经、子、史的甲、乙、丙部外，以丁部总汇诗赋和其他难以归类的图书，并另撰《文章叙录》编成文学类专科目录。随后，挚虞《文章流别集》更以总集方式汇编诗赋与散文等各体"文章"。汇聚各体的"文章"，既包括诗、赋等具有突出的审美特质的纯文学文体，也包括表奏、书记、碑诔等许多在今天看来不属于文学范畴的应用性文体，标志着中国古代有别于经、子、史学的泛文学观念的正式形成。

按照这种泛文学观念，南朝宋秘书丞王俭在私撰图书目录《七志》中，改"诗赋略"为"文翰志"。至南梁目录学家阮孝绪编撰《七录》，

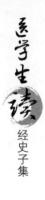

认为："王（即王俭）以诗赋之名不兼余制，故改为文翰。窃以顷世文词，总谓之集。变翰为集，于名尤显，故序文集录为内篇第四。"（《七录序》）由此，阮孝绪在《七录·文集录》中"变翰为集"，"文集"之名正式出现，并进一步析文集为楚辞、别集、总集、杂文四部，标志着泛文学观念的"集部"形态已基本形成。

"集部"之学的确立与发展

南梁阮孝绪在《七录》中创设"文集录"，并分文集为"楚辞""别集""总集"与"杂文"四类，开启了"集部"之学的基本形态。到唐代编纂《隋书·经籍志》，经史子集的四部分类正式确立，"文集"也直接名之为"集"，从此，专门收录各家诗赋文章的泛文学目录——"集部"之学在形态上遂正式确立。

《隋书·经籍志》在《集部序》中对于古今文坛变迁与集部的设置渊源概述说：

> 文者，所以明言也。古者登高能赋，山川能祭，师旅能誓，丧纪能诔，作器能铭，则可以为大夫。言其因物骋辞，情灵无拥者也。唐歌、虞咏、商颂、周雅，叙事缘物，纷纶相袭，自斯已降，其道弥繁。世有浇淳，时移治乱，文体迁变，邪正或殊。……古者陈诗观风，斯亦所以关乎盛衰者也。班固有"诗赋略"，凡五种，今引而伸之，合为三种，谓之集部。

序文明确表示，集部之学渊源于"诗赋略"，是为载录"因物骋辞""叙事缘物"之"文"而设的。这里的"文"，不仅包括《七略》"诗赋略"设置以来的各种"诗赋"，也包括商颂、周雅、祭、誓、诔、铭等各种文体作品。

在"集部"分类上，《隋书·经籍志》在阮孝绪《文集录》所分四类基础上，删去"杂文"而分为楚辞、别集、总集三类，共著录《楚辞》以下至隋代各类诗文作品 554 部，6622 卷，加上亡佚的作品，共 1146 部，13390 卷，包括历代作者 1000 多人，其所著录的诗文作品数量之丰富，体裁与内容之多样，超越了此前所有的官私书目。

"楚辞"类著录王逸注《楚辞》12 卷至隋代刘杳撰《离骚草木疏》2 卷，共 10 部 29 卷，加上已亡佚图书，共 11 部 40 卷。

"别集"类著录自"楚兰陵令《荀况集》"至隋代"著作郎《王胄集》"，凡 437 部，4381 卷，加上已亡佚的，共 886 部，8126 卷，较为详尽地著录了先秦至隋近千名作者的个人作品集。

"总集"类著录西晋挚虞《文章流别集》至南梁沙门释宝唱《法集》等 107 部，2213 卷，加上已亡佚的，共 249 部，5224 卷。这 200 余部总集在内容体例上既包括《文章流别集》《文选》等汇辑各种文体的文章总集，也包括徐陵《玉台新咏》等专辑某种文体的文学总集，还包括刘勰《文心雕龙》、钟嵘《诗品》等文学评论类著作。

在相当详尽地著录各类诗文作品与著作的同时，《隋书·经籍志》又继承了《七略》《汉书·艺文志》的传统，为各个部类撰写了序论，这些序论对于理解集部之学的源流发展，以及诗文类作品及其创作的发展演变规律，具有重要的学术价值。如"楚辞"类序称：

《楚辞》者，屈原之所作也。自周室衰乱，诗人寝息。谄佞之道兴，讽刺之辞废。楚有贤臣屈原，被谗放逐，乃著《离骚》八篇，言己离别愁思，申抒其心，自明无罪，因以讽谏，冀君觉悟。卒不省察，遂赴汨罗死焉。弟子宋玉，痛惜其师，伤而和之。其后，贾谊、东方朔、刘向、扬雄，嘉其文彩，拟之而作。盖以原楚人也，谓之楚辞。然其气质高丽，雅致清远，后之文人，咸不能逮。始汉武帝命淮南王为之章句，旦受诏，食时而奏之，其书今亡。后汉校书郎王逸，集屈原已下，迄于刘向，逸又自为一篇，并叙而注之，今行于世。隋时有释道骞，善读之，能为楚声，音韵清切，至今传《楚辞》者，皆祖骞公之音。

序言不仅揭示了楚人屈原等所作"楚辞"所特具的时代与地域特点，将"楚辞"与荀况《赋篇》及汉代以"赋"命名的作品区别开来，还简述了"自周室衰乱，诗人寝息"后，屈原、宋玉创作楚辞，以及两汉至隋朝的拟骚之作与楚辞注释、传播的历史过程。

"别集"和"总集"类两篇小序也分别精要地揭示了这两类文集的产生、发展历程，以及别集"志尚不同，风流殊别"，总集"采摘孔翠，芟剪繁芜"的重要特点。

由于古今文学观念的差异及四部分类自身的限制，在今天视为文学范围的《诗经》及各代注本，《世说新语》《列异传》《搜神记》《洛阳伽蓝记》等小说与山水游记，在《隋书·经籍志》中仍被分别列入经部的"诗"、子部的"小说"或者史部的"杂传""地理"等类别中，它们与集部的诗文作品还没有被视为同一类别。

《隋书·经籍志》集部的设立及其收录的文献类型为此后历代设立诗文类作品的分类与命名确立了规范，集部所属的三类子目以及在各部类前撰写序言的形式也多为后世所沿用，对后世集部之学的发展产生了深远影响。

《隋书·经籍志》之后，《旧唐书·经籍志》《新唐书·艺文志》完全承袭了《隋书·经籍志》的集部分类法，到《宋史·艺文志》时，集部的分类增加了"文史类"，收录了诗文评与史评两种类型的著述。到清代编修《四库全书总目》，集部中改"文史类"为"诗文评"类，并增加"词曲类"，使"集部"发展为楚辞、别集、总集、诗文评与词曲五种类别。对于这五种类别，《四库全书总目·集部总序》称："集部之目，楚辞最古，别集次之，总集次之，诗文评又晚出，词曲则其闰余也。"

"集部"之学，从汉代《七略》的"诗赋略"发源，经南朝阮孝绪撰著《七录》基本形成，到《隋书·经籍志》正式确立，至清代修纂《四库全书》则集大成。作为集部的滥觞，刘歆《七略》中的"诗赋略"仅仅著录了诗赋作品，当时的散文则依附于经、史与诸子中。随着时代的发展，诗文作品不断增加，各种文体也越来越多，包括各种诗文作品在内的泛文学观念逐渐形成，原先的分类难以容纳，《七录·文集录》的分类方法也就应运而生。至《隋书·经籍志》，在四部分类框架下，集部分为楚辞、别集、总集三种基本类别，这种学术类别设置遂为后世所承袭，沿用不变。到清代修纂《四库全书》，面对唐代以后大量诗文评论类著述的诞生，以及宋元以来词、曲这些新的文体形式的出现，"集部"遂明确创设了"诗文评"与"词曲"的类别设置，客观地反映了唐代以后中国文学发展演变的历史事实，使中国古代集部之学发展至完善的形态。

集学的基本类别

楚　辞

在集部的不同分类中，"楚辞"始终居于首位，在集部之学中非常醒目。所谓"楚辞"，实际上包含着多重含义。首先，它是指战国末年屈原在楚地民歌基础上创造的《离骚》《九章》《天问》等有别于《诗经》歌谣体的新诗歌；其次，是指以屈原的诗歌为代表，包括宋玉及汉代贾谊、东方朔等因袭屈原作品的仿拟之作及其所具有的共同的文体特征；最后，"楚辞"是指汉代学者刘向辑录的包括屈原、宋玉以及汉代文人的辞赋作品总集《楚辞》。在"楚辞"的这三种含义中，前两种主要是着眼于作品和文体意义，第三种则是指称诗歌总集。

从作品与文体的意义上，屈原创作的《离骚》《九章》《天问》等作品之所以被称为"辞"而不称为"诗"，正是由于它在文体上与春秋时期流行的《诗经》有着重要的区别。

《诗经》作为中国第一部诗歌总集，经春秋后期孔子编订，主要是西周初年至春秋中叶流行于黄河中下游地区的各地民歌、乐调，分风、雅、颂三类，诗歌与音乐舞蹈相结合。在内容上，《诗经》多取材于中原地区的风土民情与日常生活，质朴写实，艺术手法上多以四言短句为主，通过比兴手法及连绵叠字等形式反复咏叹，是一种歌谣体诗歌。《诗经》的作者基本上都是佚名，无论是劳动歌谣，还是朝廷和宗庙的祭诗与颂诗，表达的多是一种群体意识，展现了华夏民族集体歌唱的时代特征。

而屈原创作的《离骚》《九章》《天问》等作品所表现的风土人情，则是以南方汉水、长江流域为中心，具有鲜明的南方色彩和楚地特征，在句式上使用"兮"或"些"等楚国方言作语气词，以及用长句骈语等南方韵文，字句长短自由，富于想象，宏博富丽，铺张浪漫。这种新诗体表达上多是"不歌而诵"，展示出诗人崇高的人格理想和丰富的情感世界。

正由于以屈原《离骚》为代表的诗歌创作与《诗经》在体制、句法、风格、辞藻等许多方面都有明显差别，所以不称为"诗"，而称为"辞"，又因为这种南方韵文的"辞"为楚国所特有，故称"楚辞"。

从《诗经》到"楚辞"的文体转变，实际上也是中国诗歌从展现集体意识走向自我意识的觉醒，诗歌从民族的集体歌唱过渡到个体的独抒性灵，奠定了中国古典诗歌的抒情传统，进一步揭启了华夏民族情感世界丰富璀璨的华美篇章。

屈原为"楚辞"的开山鼻祖。继屈原之后，楚国作家宋玉、唐勒、景差等人，又有类似的作品问世，扩大了"楚辞体"新诗的影响。到了汉代，"楚辞体"影响进一步扩大，作家群体已突破了楚地的限制，如贾谊、东方朔皆来自中原地区。"楚辞"一词大概到文景时代已成为指代一种新诗体的专名，而且还具有了专业的诵读方式。

文献上，"楚辞"这一名称最早出现在司马迁撰写的《史记·张汤列传》中。文称："始长史朱买臣，会稽人也，读《春秋》。庄助使人言买臣，买臣以《楚辞》与助俱幸侍中，为太中大夫。"司马迁撰写《史记》，不仅研读了屈原的《怀沙》《渔父》《离骚》《天问》《招魂》《哀郢》等诗篇，还亲临屈原自沉的汨罗江，凭吊遗迹，写下了第一篇记述屈原生平事迹和描写屈原人格精神的《屈原列传》。同时期的淮南王刘安还撰有

《离骚传》，是中国学术史上研究屈原作品的最早专著。

随着"楚辞体"的影响和作家群体的扩大，西汉末年的刘向，以屈原、宋玉的作品为主，加上西汉文人模仿的作品，编辑成书，命名《楚辞》，使"楚辞"在原有的作品和文体的意义上增添了诗歌总集的意义。"楚辞"这三种含义正是随着"楚辞体"新诗的创立、流传和影响的扩展过程而依次出现的。

刘向编订的《楚辞》早已亡佚，现存最早、最完整的《楚辞》辑本是后汉王逸所编的《楚辞章句》。《楚辞章句》以刘向所编《楚辞》为基础，依次辑录屈原、宋玉、景差、刘向等人的作品，最后加上王逸自己所作的《九思》一篇，编于卷末，共成十七卷，书中保存了刘安、刘向及扬雄、班固等大量前代注家的研究成果，是两汉楚辞学研究的集大成之作。

"楚辞"由屈原创始，经过宋玉及两汉贾谊、东方朔、刘向、王褒、王逸等众多文士的推波助澜，对中国后世文学产生了深远影响。

在艺术形式和文体发展上，楚辞滋养孕育了汉赋的诞生，而楚辞中注重对仗、排偶的骈词丽句展现了骈文的丰富表现力，推动了中国古代骈文的快速发展，其五言加虚字抑扬的字句形式，也推动了中国古诗从《诗经》的四言体向五、七言诗体的转变。而在思想内容上，屈原"自铸伟辞"所传达的强烈的爱国思想及其追求理想而矢志不渝的人格精神更是光照千古，激励、鼓舞着无数文坛后人。南宋时期，岳飞、辛弃疾、陈亮、文天祥等人的诗词，无不再现和延续着屈原"楚辞"的强烈精神。

继《诗经》后，《楚辞》在中国诗坛上大放异彩，后人将二者并称为风骚。"风"即国风，代表《诗经》，充满现实主义精神；"骚"指《离骚》，代表《楚辞》，充满浪漫主义气息。《楚辞》和《诗经》一起，成为中国古典诗歌浪漫主义和现实主义创作的两大源头。

对于楚辞的这种深远影响和艺术魅力，近代学人梁启超曾说："我国最古之文学作品，《三百篇》外，即数《楚辞》。……《三百篇》为极质正的现实文学，楚辞则富于想像力之纯文学。……而楚辞表情极回荡之致，体品尽描写之妙，则亦一进步也。吾以为凡为中国人者，须获有欣赏《楚辞》之能力，乃为不虚生此国。"①

后世注释、研究《楚辞》的著述极多，重要的除了王逸的《楚辞章句》外，还有宋代洪兴祖的《楚辞补注》、朱熹的《楚辞集注》，明代汪瑗的《楚辞集解》，以及清代王夫之的《楚辞通释》、戴震《屈原赋注》与蒋骥的《山带阁注楚辞》等。

别　集

别集是文集中最基本的类型，即个人诗文集，凡是一家所作的诗文词曲，成集者皆可统称为别集。别集的名称多样，早期的常简称为"集"。南朝梁阮孝绪在《七录》中正式使用了"别集"这一名称，作为与汇总各家诗文作品的"总集"相区别的文集类型。

关于别集的起源，有多种说法。从实际情况看，别集的源头可上溯至刘歆的《七略》。《七略》中的《诗赋略》收集了屈原、宋玉及汉代贾谊、司马相如等人的诗赋作品。东汉班固在此基础上著成《汉书·艺文志》，其中收有荀况集2卷、宋玉集3卷、贾谊集4卷、晁错集3卷等32家诗赋作品。这些标有明确作者的诗赋"集"，堪称别集的最早源头，但这时的"集"，是目录学上将一家著述分类追题的结果，还不是真正意义上汇聚个人诗文以传世的别集。

到东汉时期，开始出现为他人编纂文集的现象，但当时为他人编别集还不多见。到魏晋时期，为他人编别集已较为流行，而且还出现了许多自编别集的现象。如三国时期的曹丕与曹植都曾自编过别集。三国以

---

① 梁启超《要籍解题及其读法》，岳麓书社2010年版，第70页。

后，自编别集的越来越多。在两晋南北朝时期，由于当时门阀士族制度盛行，一些世家大族甚至出现累世有文集的现象。魏晋南北朝时期编纂的别集数量非常多，其中梁代是一个发展的高峰。

《四库全书总目》的《集部·别集类》说："集始于东汉，荀况诸集，后人追题也。其自制名者，则始张融《玉海集》；其区分部帙，则江淹有《前集》，有《后集》；梁武帝有《诗赋集》，有《文集》，有《别集》；梁元帝有《集》，有《小集》；谢朓有《集》，有《逸集》；与王筠之一官一集，沈约之《正集》百卷，又别选《集略》三十卷者，其体例均始于齐、梁。盖集之盛，自是始也。"张融、江淹、谢朓、王筠、沈约等人都是活动于齐、梁时代的文学家。正由于这一时期个人文集的大量涌现，才有南梁阮孝绪《七录》中"别集"类的出现。

到《隋书·经籍志》，其集部"别集"类共收自先秦至隋代别集 437 部，4381 卷，其中大多数是魏晋六朝以来编纂的文集。

隋唐以降直至明清，随着文士阶层的扩大及印刷、造纸技术的发达，别集数量一直呈长盛不衰的增长趋势。到清代，有别集可考者多达 30000 余家，文人学者几乎人人有集，不仅数量超越以前任何一个朝代，而且作者人数众多，体裁与内容也更加多样，是中国古代别集发展的顶峰。

诸多别集，除称为"集"或"文集"外，还有很多异称，如称为类集、合集、全集、遗集、正集、别集，或称为稿、文稿、类稿、丛稿、存稿、遗稿、初稿、续稿，还有称为文钞、文录、文编、文略、遗文、文存的，甚至还有称作记余、疑辨、杂著、随笔、编、录、话的，名目繁多。

别集的命名与其称谓一样，种类繁多，有直接用作者之名命名的，也有用作者的官职、字号、籍贯、谥号、别号、封号或斋馆亭园等命名的。直接用作者之名的，如《嵇康集》《诸葛亮集》；用官职命名的，如王维《王右丞集》、杜甫《杜工部集》；以字号取名的，如陆机《陆士衡集》、李白《李太白集》；以籍贯命名的，如柳宗元《柳河东集》、韩愈

《昌黎先生集》；以谥号命名的，如范仲淹《范文正公集》、欧阳修《欧阳文忠公集》；以别号命名的，如苏轼《东坡全集》、叶适《水心先生文集》；以封号命名的，如谢灵运《谢康乐集》、刘基《诚意伯文集》；以作者的斋馆亭园命名的，如汤显祖《玉茗堂全集》、姚鼐《惜抱轩全集》。另外，还有以作者居住或游历过的地方命名的，以作者写作年代或写作动机、意愿或志向、理想命名的，不可胜数。

别集因为汇集了一个人一生的诗文作品，内容上也是复杂多样。按照收录作品的数量范围或文体特点，别集有全集和选集、综合性别集与单一性别集之分。所谓全集，指的是把作者的所有作品编在一起的文集，如《欧阳文忠公全集》《李太白全集》等。所谓选集，指的是选取作者的部分作品而编成的文集。如曹植的《前录》就是对自己作品删汰后的选集。所谓综合性别集，是指文体上诗文兼收的；所谓单一性别集，就是仅收录作者单一文体的作品而编成的诗集、赋集、文集或词集。

无论是何种类型的别集，编排时一般按文体或时间分卷编订。文体顺序一般依次是赋、诗、文，若有词曲，常居最后。在别集的主体诗文外，常前面有序，后面有跋，介绍别集的作者、内容、特点、价值及编纂情况。大部分传世的别集在流传中都经后人的辑校整理，因此还常有附录，包括作者的传记、行状、墓碑、墓志铭、年谱、版本、辑评、唱和之作等。

《四库全书总目提要·集部总叙》说："四部之书，别集最杂。"别集作为一人一生的诗文总汇，虽以诗词曲赋为主，但也包含大量的论说、奏议、书信、语录等各种体式的文章，远远超出了今日所谓文学的范围。其内容博杂，数量庞大，难免有良莠不齐之弊，但这种齐全的内容对于鉴赏作家作品、研究作家生平思想，却正能发挥特有的史料价值。同时，别集虽非经史传注、考订、义理之作，但其庞杂的诗文内容，实兼包经、史、子各方面的资料，具有多方面的学术价值。如其中碑传志状，可考当代掌故、前哲事实；刻书序跋，可考学术源流，群书义例；金石跋文，可考古刻源流，史传差误；有的深义高论，形同诸子；有的考证训诂，类似经训。另外，别集中多方面的内容对于了解历代社会经济、政治、文化、民族、社会风俗、中外关系等问题，也有重大的参考价值。所以，历代学人尤其重视在别集中留心游弋，对于涵养学识特有裨益。

总　集

总集与别集是文集的两大主要类型，也是集部分类中继楚辞之后的两大主要类别。别集指某人个别的文集，总集正是与别集相对，指汇集多人的多体裁的著作而成集者，有总和总揽之意。

最早的总集，一般都推到《诗经》《楚辞》，认为《诗经》是第一部诗歌"总集"，《楚辞》是第一部辞赋"总集"。实际上，在《诗经》与《楚辞》成书的时代，还根本没有文集的观念，更没有个别的文集，因此还不可能产生合总起来的总集。所以，在最早的图书分类《七略》中，《诗经》虽是一部诗歌总集，但属于"六艺略"，属于"经学"。至于《楚辞》，在《七略》中虽属具有后世"集部"性质的"诗赋略"，但它仅是单一体式作品的合集，与汇聚各家诗文作品的总集相比，还不具有普遍的意义。所以，将《诗经》《楚辞》推为总集之祖，仅仅是一种推尊之辞，与总集实际形成的学术史并不相符。

真正意义上的总集，汇聚各家诗文作品以成集，只能在别集大量问世的情况下才可能产生。据现存文献，总集的正式形成始于中国文学趋于自觉的魏晋时代，以西晋挚虞《文章流别集》的编纂成书为问世的标志。

《文章流别集》一书后来散佚，影响不广。继《文章流别集》之后，影响较大的总集是南梁昭明太子萧统所编的《文选》30卷，这也是现存最早的总集。到《隋书·经籍志》正式确立经史子集四部分类，并将

《七录》中的杂文部并入总集类，此后，历代的《经籍志》或《艺文志》都相继采用，于是编辑多家诗文的总集遂广为流行。

现存的历代诗文总集约有 1000 多种，除萧统的《文选》外，影响较大的还有南朝梁徐陵所编《玉台新咏》、北宋李昉等人所编《文苑英华》、宋郭茂倩所编《乐府诗集》、清彭定求等人所编《全唐诗》、清严可均所编《全上古三代秦汉三国六朝文》、清贺长龄等编《皇朝经世文编》等。另外，诸如《文馆词林》《古文苑》《文章正宗》《文章辨体》《汉魏六朝百三名家集》《历代赋汇》《骈体文钞》《骈文类纂》《古文辞类纂》《古文观止》及《古诗纪》《诗渊》《全唐文》《唐诗三百首》《千家诗》《宋文鉴》《宋诗钞》《中州集》《元文类》《元诗选》《明文海》《清文汇》等，都是历代所编的具有代表性的总集作品。

这些卷帙浩繁的总集作品，有的由国家组织人力集体编纂，有的由个人独立私编。在编纂选文的原则上，现存最早的总集《文选》的序言就有典范式的说明。其称：经书与日月俱悬，不可剪裁；子书以立意为宗，不以能文为本；史书记事载言，褒贬是非，纪别异同，所有经、史、子的著述，都概不选取，所选作品皆为词人才子"综缉辞采，错比文华"，"事出于沉思，义归乎翰藻"的"清英"之作。这种编选原则恰如章太炎所概括："总集者，本囊括别集为书，故不取六艺、史传、诸子。"（《国故论衡·文学总略》）

在选文基础上，总集作为一种文章分类集，在编纂体例上主要根据读者的需要对选文进行不同形式的类聚区分、分体编录。如《文选》就是按体裁将先秦至南梁初 130 余家的诗文辞赋作品 700 余篇分为赋、诗、骚、文等 38 类进行编选的。

纵观历代总集，按照不同的编纂体例，可分为不同的类型。如，按收录的体裁和学术内容，可分为综合性总集和专科性总集，像《文选》《文苑英华》属于前者，诗文兼收，而《古诗纪》《古文观止》就属于后者，仅收古诗或古文；按照收录的作品面，可分为全集性总集和选集性总集，全集旨在网罗散佚，保存文献，如《全上古三代秦汉三国六朝文》《全唐诗》等，选集则旨在去芜存精，推荐佳作，如《文选》《唐诗三百首》等；按照收录时间断限，又可分为通代性总集和断代性总集，像《乐府诗集》《骈文类纂》等就是通代性总集，而像《全唐诗》《宋文鉴》《明文海》《清文汇》等则是断代性总集。另外，还可按所收作品的地域范围，分为全国性的总集和地方性的总集，其中地方性总集对于保存全国性的总集没有收入的区域诗文创作及认识区域作家群体，具有重要价值。据不完全统计，现存宋元至民国初编纂的地方诗文总集有300余种，较著名的有清曾燠编辑的《江西诗征》、阮元编辑的《两浙𫐐轩录》和吴颢等编的《国朝杭郡诗辑》等。

总集本来就是为适应读者选取与浏览大量别集的需要而出现的，它的编纂无疑具有重要的价值。《四库全书总目提要·总集类》对于总集的功能说："一则网罗放佚，使零章残什并有所归；一则删汰繁芜，使莠稗咸除，菁华毕出。是固文章之衡鉴，著作之渊薮矣。"这就是说，总集主要有两大作用：一是收集网罗文献；二是汰劣存优，采集精华。

从收集网罗文献的角度看，总集有助于人们了解一定历史时期、一定区域的诗文创作情况，为文献辑佚、校勘提供丰富的材料，并为查找历代诗文提供方便，如中国古代长篇叙事诗《古诗为焦仲卿妻作》，正是经《玉台新咏》而得以流传。同时，在诗文的传抄过程中，有许多作家本身的诗文集已经亡佚，而因总集的选录才得以保存。如《文选》所收130位作家中，绝大多数作家的别集都已失传了，他们的作品正依赖《文选》而得以流传；再如唐末李商隐的《樊南甲乙集》早已散佚，今本正是从《文苑英华》中辑录出来而得以保存。因此，总集对于网罗文献、保存失传的别集具有不可或缺的作用。

从汰劣存优、采集精华的角度看，总集虽称为"总集"，但这种"总"仅是相对于个别作家的别集而言的，因此总集大多不是收罗完满、总包无遗的全集，而是一种不同程度的选集，选一些编撰者认为值得收藏的作者和作品以传世。梁文帝《金楼子·立言》说："博达之士，有能品藻异同，删整芜秽，使卷无瑕玷，览无遗功，可谓学矣。"就是指总集的选撷之功。因此，通过浏览总集，可对历代文集的学习起到弃粗取精、事半功倍的效果。同时，因是选集，在编选中就必然有选人、选文的宗旨和标准，透过这种选文宗旨和标准的认识，也有利于把握不同时代文学的观点、规模和编选者的审美旨趣。如通过《文选》的序言与所选作品，可考见当时对于"文"的观念的认识；再如，通过姚鼐所编《古文辞类纂》，也可考见桐城派的学术观点。

诗文评

"诗文评"是中国古代学者与文人对诗文创作的评论，相当于现代学术所说的文学理论和文学批评著作，是集部中一种后起的类型设置。

从先秦到两汉，文学还是与学术融为一体的，直到魏晋时期，文学才从经学、史学、子学中逐渐分离开来，并在文学内部分化出各种不同的文体。随着文学的独立及各种文体创作的繁兴，文学评论也就应运而生。曹丕的《典论·论文》正是在这一背景下问世的。

作为建安时代的代表作家，曹丕在《典论·论文》中，主张文章是"经国之大业，不朽之盛事"，认为"文以气为主"，将"气"与作家性格和作品风格联系起来，并具体提出"奏议宜雅，书论宜理，铭诔尚实，诗赋欲丽"的"四科八类"文体说，成为中国古代第一篇诗文创作与批评的专论。此后，西晋陆机撰写出总结创作经验的文论名篇——《文赋》。到南朝梁代，更出现了刘勰的《文心雕龙》与钟嵘的《诗品》这两部系统的文学批评专著，标志着中国古代诗文评论的快速发展。

但唐代以前，诗文评论类著述在整体上还不是很多。因此，《隋书·经籍志》的"集部"分类中，只有楚辞、别集与总集三种，还没有

"诗文评"的类别设置，《文心雕龙》与《诗品》仅被收入总集中。此后，《旧唐书·经籍志》《新唐书·艺文志》也基本沿用《隋书·经籍志》的集部分类。到《宋史·艺文志》，集部增加了"文史类"，既收录《文心雕龙》《诗评》等诗文评论著作，也包含刘知几《史通》、郑樵《通志叙论》等史评著述。到《明史·艺文志》，仍沿用了《宋史》集部"文史类"称号，但"文史类"所收著述已全部是诗文评论，"诗文评"的类别设置已呼之欲出。到清代编修《四库全书总目》，集部中开始正式设置"诗文评"类，使"诗文评"成为与楚辞、别集、总集相并立的目录分类。

《四库全书总目》中，诗文评类共收有自南朝梁至明清的历代诗文评论 64 部。关于这些诗文评论的历史沿革与学术特征，其《诗文评类序》有一概要的揭示。其称：

> 文章莫盛于两汉，浑浑灏灏，文成法立，无格律之可拘。建安、黄初，体裁渐备，故论文之说出焉。《典论》其首也。其勒为一书，传于今者，则断自刘勰、钟嵘。勰究文体之源流，而评其工拙；嵘第作者之甲乙，而溯厥师承，为例各殊。至皎然《诗式》，备陈法律。孟棨《本事诗》，旁采故实。刘攽《中山诗话》、欧阳修《六一诗话》，又体兼说部。后所论著，不出此五例中矣。

按《诗文评类序》的概括，历代诗文评论可归为五类：第一类，究文体之源流而评其工拙；第二类，第作者之甲乙而溯厥师承；第三类，备陈法律；第四类，旁采故实；第五类，体兼说部。

第一类，以刘勰的《文心雕龙》为代表。《文心雕龙》是建安至南朝我国诗文评论的集大成之作，它分序言、总纲、文体论、创作论、批评论五部分，共 50 篇，系统总结了先秦至齐梁时期文学创作的经验，建立了一个完整的文学理论体系，对后世文学创作、文学批评有深远影响。

其创作论以《神思》篇为总纲，首揭心物相接、"思理为妙，神与物游"的创作思维形态，最为精彩。在文体论上，《文心雕龙》有20篇，每篇先阐述文体要求，次举范例品评，在对各种文体源流及作家、作品评价上形成了鲜明特色，成为后世诗文评中"究文体之源流而评其工拙"的典型代表。明代徐元太的《喻林》、朱荃宰的《文通》、王世贞的《艺苑卮言》及清代刘熙载的《艺概》等都深受《文心雕龙》文体论特色的影响。

第二类，以钟嵘的《诗品》为代表。《诗品》，原名《诗评》，是一部对汉魏以来的五言诗带总结性的文学批评著作。它把从汉至南梁的122位作者分为上、中、下三品，对每位作家都给以扼要的评论。钟嵘一反晋代以来寡味的玄言诗，以及齐梁诗坛一味追求声律、滥用典故的诗风，认为诗须兼有内在的"风力"与外在的"丹采"，"使味之者无极，闻之者动心"，方为"诗之至也"。钟嵘联系作品来品评诗人，以优劣高下为诗人排出等级次序，并重视诗人创作中的渊源关系，所谓"第作者之甲乙而溯厥师承"，在诗话、诗论上具开创性意义。唐司空图的《二十四诗品》，以道家精神为主导，将诗境风格分为24类，注重以"味"品诗，认为"辨于味而后可以言诗"，是钟嵘《诗品》品诗风尚影响下的一部诗评名作。

《文心雕龙》与《诗品》，在诗文评论中都是具有范式意义的作品。章学诚在《文史通义·诗话》中评价说："《诗品》之于论诗，视《文心雕龙》之于论文，皆专门名家，勒为成书之初祖也。《文心》体大而虑周，《诗品》思深而虑远。"

第三类，"备陈法律"，以唐代诗僧皎然的《诗式》为代表。《诗式》根据汉唐诗歌的格律、体式将诗歌分为五格十九体，并强调诗歌的"文外之旨"。唐代因诗歌繁荣，关于诗歌的形式、作法、技巧等问题开始受到重视，遂有《诗式》类作品的大量涌现。此后，历代涉及体制、风格类诗评数量极多，如宋张戒《岁寒堂诗话》、姜夔《白石诗说》，元杨

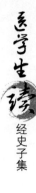

载《诗法家数》，明胡应麟《诗薮》，清叶燮《原诗》、朱庭珍《筱园诗话》等。

第四类，"旁采故实"，以唐代孟棨的《本事诗》为代表。《本事诗》是一本以诗系事的笔记小说集，作者认为诗乃缘情而发，"触事兴咏，尤所钟情"，所以特别重视诗本事，分条记述了部分诗歌创作的事实原委，保存了唐代诗人许多轶事，开创了记事诗话这一新体裁。唐末罗隐等几种《续本事诗》及宋代的"诗话"都是受其体裁影响的重要成果。

第五类，"体兼说部"，以欧阳修《六一诗话》和刘攽《中山诗话》为代表。欧阳修的《六一诗话》是一种"以资闲谈"的随笔式诗歌评论，也是中国古代诗话类的第一部作品，此后，司马光的《续诗话》、刘攽的《中山诗话》都是较早的诗话。诗话以随笔形式记载了许多诗人创作中的遗闻轶事，在述事中体现作者的诗学观点，类似于子部的小说，所以被称为"体兼说部"。诗话体创立后，宋代就出现了近百部，其中南宋严羽的《沧浪诗话》最为著名。《沧浪诗话》在诗歌创作上主张"以盛唐为法"，"惟在兴趣"，反对宋人以文字、才学、议论为诗，在论诗方法上多以禅学喻诗，强调诗歌的"妙悟"与神韵，以不涉理路、意在言外为上品。宋代以后论诗之著大多以"诗话"命名，作品如林，卷帙繁富，在清代走向鼎盛。像王夫之《姜斋诗话》、王士禛《带经堂诗话》、沈德潜《说诗晬语》、袁枚《随园诗话》等，都是有重要影响的诗话。

《四库全书总目》划分的"诗文评"的这五种类型，基本上涵盖了古代诗文评论文献的内容和形态，其中的不少著作实际上是兼融多种类型而为一体的。

从魏晋时代的《典论·论文》《文赋》等专篇评论，到南朝刘勰的《文心雕龙》与钟嵘的《诗品》等系统专著问世，此后，以皎然、孟棨、司空图、欧阳修、张戒、严羽、胡仔、杨慎、王士禛、袁枚、叶燮、刘熙载等为代表的历代学者的诗文评论著述，构筑起我国古代诗文评论发展的基本脉络。这些诗文评论，注重直觉感受，品味作品，抽绎幽微，语言精美，韵味深厚，与长于理论思辨和逻辑建构的西方文论迥然有别，展现出华夏民族独特的文化心灵与审美体验，在世界文论宝库中闪烁着灵光异彩，熠熠生辉。

词　曲

"词曲"，是宋元时代逐渐兴起和成熟起来的文学形式，在集部文献中的历史相对来说较为短暂，作为集部中一个独立的类别，也是最晚出现，直至《四库全书总目》才开始设置，与楚辞、别集、总集、诗文评一起，共同构成集部文献的五种基本类别。

《四库全书总目》在《词曲类序》中说："词曲二体，在文章、技艺之间。厥品颇卑，作者弗贵，特才华之士以绮语相高耳。然《三百篇》变而古诗，古诗变而近体，近体变而词，词变而曲，层累而降，莫知其然。究厥渊源，实亦乐府之余音，风人之末派。其于文苑尚属附庸，亦未可全斥为俳优也。今酌取往例，附之篇终。"

中国古代，诗文被视为文学的正宗，因此，《四库全书总目》视"词曲"这种新文学为"乐府之余音，风人之末派"，"其于文苑尚属附庸"，表达了传统思想对于词曲的贬损和轻视。实际上，一时代有一时代的文学，从先秦的《诗经》三百篇到汉代以后的五言诗、七言诗，再到唐代的绝句、律诗等近体诗，以至宋元的词曲，每种新文体的出现，都有其时代的必然性，也都有其艺术上的独特价值。词曲作为宋元时代最有活力的文学形式，其价值意义绝非《四库全书总目》所称的"余音""末派""附庸"所能揭示。

词是一种格律严密、句式长短不齐并与音乐有密切关系的诗歌形式，因此，也常被称为"诗余""曲子词"或"长短句"。这些不同的称谓，分别揭示了词与诗歌的渊源关系，以及词的音乐性和句式特征。

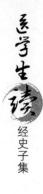

　　一般认为，词这种新的文学形式最初兴起于隋唐时期，是为配合当时流行的以西域"燕乐"为主体的音乐而作的歌词。到唐代中期，词已由民间流行而转为文人阶层的创作。第一批填词的文人是张志和、戴叔伦、韦应物、王建等人。如张志和的词现存《渔歌子》五首。其第一首，"西塞山前白鹭飞，桃花流水鳜鱼肥。青箬笠，绿蓑衣，斜风细雨不须归。"优美清新，传唱广泛。

　　此后，经过刘禹锡、白居易等一批文人的创作积累，词逐渐摆脱了近体诗的束缚，到五代走向成熟，出现了西蜀和南唐两个创作中心。西蜀词以温庭筠、韦庄为代表，作品大多浮艳绮靡，因词作集中于《花间集》而被称为"花间派"。南唐词人主要有李璟、李煜和冯延巳。其中，李煜后期的词作充满身世之感和家国之痛，词作境界迥别前人。

　　两宋时期，词已成为文学主流，上至帝王将相、下至闺阁妇女，几乎各阶层的人都喜爱填词，达到词史上的全盛状态。这一时期作品丰富，题材多样，既有柳永、周邦彦、姜夔等人细腻婉约、温柔含蓄、注重音律的词作，也有苏轼、张孝祥、陆游、辛弃疾、陈亮等人不重音律、以诗文入词，题材广阔，词风豪放恢弘，更有李清照的词作，清新婉约，"别是一家"。

　　词到南宋末，在形式与内容上都已趋于凝固，并且大多数也失去了音乐性，仅为文人案头欣赏之物。于是，比诗词表现内容更为广阔、与音乐联系更为密切的"曲"的文学形式在民间开始兴起。到元代，蒙古族入主中原，汉族文人不受重视，遂加入到民间曲剧创作，使曲在元代蓬勃发展。

　　曲，按地域可分为南曲和北曲，按体制内容可分为散曲和剧曲。南曲、北曲合称南北曲，又称南北调，是宋元时期南、北区域的散曲和剧曲所用的各种曲调的统称，其中，南曲调缓婉转，北曲紧促遒劲，各有不同。

　　在内容体制上，曲分散曲、剧曲两大类。散曲无科白，剧曲有科白。

所谓科白即动作和宾白。散曲是对剧曲而言，只用来清唱，所以又称"清曲"，包括散套与小令。元散曲作家多达 200 余人，大致分清丽与豪放两派，重要作家分别有关汉卿、王实甫、元好问、白朴、张可久，以及马致远、张养浩、钟嗣成、刘庭信等。剧曲，是一种由演员在舞台上表演故事情节的综合艺术，包括宋元的杂剧、南戏和明清的传奇三种。

杂剧最早见于晚唐，在宋金时期普遍流行。元代是杂剧的成熟期，形成了四折一楔的结构形式，涌现出关汉卿、马致远、郑光祖与白朴四大家及《窦娥冤》《救风尘》《汉宫秋》《倩女离魂》《梧桐雨》等重要剧作。南戏是南宋时期由浙江温州民间孕育形成，在体制上较杂剧更为自由，又称"温州杂剧""永嘉杂剧"。南宋灭亡后元杂剧南移，取代了南戏的地位，但至元末，杂剧衰落，在体制上吸收南戏成果的传奇逐渐兴起。

"传奇"在唐宋时是专指短篇文言小说，到明代则成为戏曲的专称。明代传奇的重要作品有《荆钗记》《拜月亭》《琵琶记》《浣纱记》《鸣凤记》等，而最为著名的则为汤显祖的"玉茗堂四梦"——《紫钗记》《牡丹亭》《南柯记》《邯郸记》。其中，《牡丹亭》关于杜丽娘与柳梦梅的爱情故事脍炙人口，是中国古代戏剧史上的不朽杰作。

对于宋元时期兴起的词曲，《四库全书总目》囿于经学主导下的文学观念，将其视为文苑附庸，在文献上则以附篇的形式置于集部之末，并按词曲类的文献内容，将其分为别集、总集、词话、词谱词韵与南北曲五类。

词的别集，四库著录了诸如柳永《乐章集》、苏轼《东坡词》、辛弃疾《稼轩词》、周邦彦《片玉词》、李清照《漱玉词》、姜夔《白石道人歌曲》等个人词集 59 部。总集，四库著录了后蜀赵崇祚所编《花间集》、宋周密的《绝妙好词》与清朱彝尊编《词综》等 12 部。词话，是评论词、词人、词派及有关词的本事和考订的著述，四库著录了宋王灼《碧鸡漫志》、沈义父《乐府指迷》、清徐釚《词苑丛谈》等 5 部。词谱词韵，

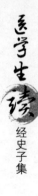

是介绍各种词牌的格式、用韵等填词规则的工具书。四库著录了清王奕清等编的《钦定词谱》和万树的《词律》2 部。最后是南北曲。四库对曲最为轻视，仅著录了《顾曲杂言》《中原音韵》和《钦定曲谱》这 3 部关于曲的品题论断与音韵、格律方面的著述，重要曲作、曲文则全部不录。

词曲，尤其是戏曲的巨大艺术价值，直到近代王国维、胡适等学者的大力肯定和提倡，才为世人广泛关注，作为中国古代文学发展的宝贵财富，其在中国古代文学发展中的历史地位和艺术魅力也开始逐步受到人们的青睐和瞩目。

集学的特质与审美旨趣

文学为主，兼及经史子

从集部的形成史可以看出，集部的出现是与中国古代文学意识的自觉及文学独立地位的形成密切联系的。但由于中国古代关于"文"的理解是非常宽泛的，上至天文，下至人文，无不可以纳入"文"的范畴，由"文"的普泛性含义所衍生出的古代"文学"观念同样具有泛化的意义。这种泛文学观念主导下的"集部"文献形态，一方面表现在形式上为单篇文章的汇集，而不同于经、史、子学采取的专书形式；另一方面，则强调文辞内容的审美因素，从而与关注经义、思想或纪事、编年等内容本身的经、史、子学相区别。但是，无论是对单篇与专书的形式区分，还是对审美因素的强调，对于文学与经、史、子学之间的区分，也仅仅具有文献分类的相对意义，并不构成截然分割的类型界限。文学与经、史、子学区分的这种相对性，决定了作为古代文学的集部之学呈现出内容博杂的文献特征。

从单篇与专书的角度看，学者撰述的学术专书，按照书籍探讨的学术性质，可分别归类于经、史或子部之中；而专书以外，所撰写的诗赋、奏疏、书信、序跋等所有单篇文章，便全部归入"集部"。这些单篇文章，固然有大量强调审美因素的文学作品，但也有很多关于经义、考据、传记或论辨的短篇，就其性质而言，近于义理或历史而远于文学，其实也应归属于经学、史学或子学，但因其不是专书，才编入集部之中。所以，"集部"的内容并不仅限于文学，有些内容与经、史、子学关系更为密切。对此，章学诚曾总结说："经学不专家，而文集有经义；史学不专家，而文集有传记；立言不专家，而文集有论辨。后世之文集，舍经义与传记、论辨三体，其余莫非辞章之属也。"（《文史通义·诗教上》）

而从文章审美因素的强调上看，古代所谓的文学与今天的纯文学观念并不相同。一切文体，无论是言志、明道，还是缘情、体物，只要写得好，都可以显示出"文"的美感价值，都可称为文学。因此，集部所收的单篇文章，既包括被今人视为纯文学的诗赋词曲，也包括诏、策、章、表、檄、移、书札、笺记、碑、诔、墓、铭、论、说、序、对问、史赞等公牍、书牍、碑志、议论等各种并非纯文学的应用性文体。这些不同的文体作品，只要具有审美价值，都可视之为文学。

在历史上，以各种应用性文体写成的审美名作也是数量极多。公牍文中，如陈琳《为袁绍檄豫州》、钟会《移檄蜀将吏士民》、曹植《求自试表》、诸葛亮《出师表》；书牍文，如曹丕《与吴质书》、鲍照《登大雷岸与妹书》、陶弘景《答谢中书书》；碑志文，如曹植《王仲宣诔》、潘岳《哀永逝文》、颜延之《祭屈原文》；议论文，如陆机《文赋》、刘勰《文心雕龙》等，这些本属于应用性的文体作品在发挥其实用价值的同时，也都写得情文并茂，千古之下，仍然感人至深。

另一方面，在集部文献外的经、史、子部中的典籍，也常被后世文学专家选摘出来作为文学的范本。如《隋书·经籍志》在《集部序》中就将"唐歌、虞咏、商颂、周雅"等经部的文体作品明确纳入到"文"的范围。因此，探讨中国古代文学，绝不能将其与集部文献完全等同，集部之外的《诗经》《左传》《史记》《汉书》及诸子散文等经、史、子部著述的文学价值与成就同样需要关注。

由此可见，在四部分类中，集部虽号称文学的专部，但"集部"与中国古代文学的关系是复杂的。集部的"文学"中既有经、史、子学的内容，经、史、子学中也有具有审美属性的文学的存在。集部之学实际上是以文学为主，而兼及经、史、子三部之学，与经、史、子学之间存在着相互交织的密切联系。

集部在内容上庞杂多样，兼涉经、史、子部的汇集特征，在文集的具体编纂上也有明显的体现。如，宋朝周必大所编《欧阳文忠公全集》153 卷中，《易童子问》3 卷是论经学的，《集古录跋尾》10 卷是谈金石考古的。明末毛氏汲古阁刻《陆放翁全集》157 卷中，就含有史学性质的《南唐书》18 卷。清代阮元自编《揅经室集》40 卷中，则经史子集四部兼涵，其中，说经之作 14 卷，论史之作 8 卷，近于子之作 5 卷，最后才是诗文作品 13 卷，最突出地揭示了集部在文学之外兼涉史子三部的庞杂特征。集部之所以名之为"集"，正是其汇集内容庞杂的文献于一体的基本特征的形象揭示。

华夏民族的心灵歌唱

集部虽然在内容上庞杂不一，兼摄经、史、诸子，但集部之所以为"集"，主要在于它是因"文"而设，是"文集"的省称。因此，不管如何庞杂，集部仍以"文"为主，文学作品毕竟是它的主要内容，这也是集部与经、史、子三部的主要差别所在。正是因为这一基本性质，集部之学在四部分类上也就成为中国古代文学的象征与代表。

从中国文学的源头看，诗歌是民族文学体裁的最早样式。产生于西周初年至春秋中叶的《诗经》是我国最早的一部诗歌总集，它不仅开创了四言体的诗歌样式，而且包含着丰富的表现内容和艺术形式，成为中国文学的光辉起点。与诗歌共同构成中国古代最主要文体的散文则萌芽于最古老的历史文献《尚书》之中，它以典、谟、训、诰、誓、命等多种形式成为后世散文文体发展的滥觞。

春秋战国时期，在诗歌领域，继《诗经》之后产生了以屈原《离骚》为代表的楚辞体新诗，散文领域则产生了以《左传》《战国策》为代表的历史散文，以及《孟子》《庄子》《荀子》等诸子散文。历史散文重在叙事，文笔优美，长于铺陈，形象生动；诸子散文重在言理，或质朴简练，长于譬喻，或雄辩滔滔，论辞犀利，或想象丰富，奇谲瑰丽，在散文领域都取得了卓越的成就。

先秦文学的光辉起点，在四部分类中，除《楚辞》收入集部外，其余的都分别归入经、史、子部，但这丝毫不影响它们在中国文学史上的崇高地位。刘勰在《文心雕龙》中不仅将诸子、史传与其他文体并列，更将《诗经》与《书》《易》《礼》《春秋》一起并称为"文之枢纽"，展现了六经、诸子、史传在中国文学起源阶段的重要地位。

在先秦文学的丰沃土壤的滋养下，中国古代文学获得了持续的发展，而且，一时代有一时代的文学，每一时代都产生了具有时代标志性的文体创作成就。从两汉辞赋，六朝骈文，到唐诗、宋词、元曲，乃至明清传奇与小说，峰峦迭起，形式多样，编织出中国古代文学璀璨华彩的绚丽篇章。

两汉是辞赋发展的黄金时代。汉赋受楚辞文风的影响，介于诗歌和散文之间，讲究辞藻、对偶，韵散兼行，在汉代经过了骚体赋到大赋与抒情小赋的发展进程。西汉大赋的代表作家是司马相如，其《子虚赋》《上林赋》，文辞富丽，场面宏大，将汉赋写作推向高峰。东汉时期，班固的《两都赋》、张衡的《二京赋》继承了汉大赋的传统，铺叙华美，规制宏大，凸现了汉帝国的恢弘气象。

在汉赋外，汉代文学的重要成就还表现在乐府民歌的收集和散文创作上。汉乐府民歌不仅善于抒情，叙事上也有突出成就，产生了《长歌行》《陌上桑》《孔雀东南飞》等重要作品。在散文创作上，司马迁的

《史记》刻画人物栩栩如生，叙述事件张弛有度，饱含情感，被鲁迅誉为"史家之绝唱，无韵之离骚"，是中国古代散文史上的不朽丰碑。

魏晋南北朝是中国文学摆脱经学的附庸地位而走向自觉和独立的时代。这一时期的文学成就首先表现在文学理论上由"言志"向"缘情"的转变，突出了文学"缘情"的审美价值。在这种肯定文学自身审美价值的"缘情"论指导下，魏晋南北朝出现了中国古代骈文创作的高峰时期。

骈文是与散文相对而言的，以句式严整，多用对偶，声韵和谐，讲究用典和词藻华丽著称。骈文注重文学的审美因素，在六朝极为盛行，鲍照的《登大雷岸与妹书》、孔稚珪的《北山移文》、吴均的《与宋元思书》、陶弘景的《答谢中书书》、江淹的《别赋》《恨赋》及庾信的《哀江南赋》等，都是其中的名篇。这些作品将写景、抒情完美结合，文辞优美，展现出骈文作为美文学的独特艺术感染力，历经千古仍传诵不衰。

在骈文取得突出成就的同时，魏晋南北朝的诗歌创作也有重大进展。古体诗中，四言、五言、七言、杂言，众体兼备，讲究格律的近体诗也已出现。题材上，咏史、述志、游仙、玄言、田园、山水、宫体，内容多样。创作群体也是人才济济，出现了建安"三曹七子"，正始"竹林七贤"，西晋陆机、潘岳、左思，以及东晋与南朝时期的谢灵运、鲍照、谢朓、沈约、萧纲、庾信等众多诗人。而田园诗人陶渊明更是这一时期最杰出的诗坛巨星，他的诗清新自然，简净质朴，被誉为"一语天然万古新，豪华落尽见真淳"，对后世影响尤为深远。

唐代是中国古代诗歌创作的高峰。清康熙年间编纂的《全唐诗》共900卷，收集了2000多位诗人的近50000首诗作，诗歌数量之众多，创作群体之庞大，内容之宏富，流派风格之多样，艺术成就之高，是中国古代任何一个朝代无法比拟的。唐代的著名诗人，有陈子昂、张若虚、王维、孟浩然、高适、岑参、王昌龄、元稹、白居易、韩愈、孟郊、李贺、柳宗元、刘禹锡、李商隐、杜牧等，群星璀璨，而"诗仙"李白和

"诗圣"杜甫更是唐代以至中国古代诗坛两位最杰出的巨匠，将中国古代的诗歌创作推向了艺术的巅峰。

唐代文学在诗歌领域走向巅峰的同时，韩愈、柳宗元在散文领域发起"古文运动"，针对骈文过于追求形式而脱离现实的弊端，提出"文以明道"，要求解放文体，以散句单行、自由书写的新型散文取代僵化的骈文。"古文运动"后经宋代欧阳修、王安石、苏轼等人的推动继续发展，骈文的丽辞浮藻、征事用典渐被散体文风所代替，散文创作走向高峰，重新占据文坛，与诗歌一起成为中国古代文学创作的两种最主要形式。

但降及宋代，秦汉以来以诗歌、散文为主要文体的文学创作虽仍在发展，但已丧失活力。随着古代城市经济的发展和商品贸易的繁荣，与城市市民阶层和市井生活密切联系的词、曲、小说这些新兴的文体逐步占据宋代以后的中国文坛。

宋代以词的创作最为繁荣。今人唐圭璋所编《全宋词》就收词 19900 余首，作者 1330 余人。其中有词集传世、较大影响的词人达 300 余人，且举凡帝王将相、才子佳人、乐工歌伎、贩夫走卒、方外僧道、钓叟莲娃、闺阁妇女等，都有词作问世。宋词在艺术上的巨大成就，堪与唐诗媲美。

元代文学的突出成就是元曲的勃兴。元曲又分杂剧和散曲，它较为广泛地反映各阶层尤其是下层民众的生活。元曲作家也非常多，据元人钟嗣成《录鬼簿》及无名氏《续录鬼簿》记载，元代百年之间就有元曲作家 200 多人，作品 500 多部。其中，关汉卿的《窦娥冤》《救风尘》与王实甫的《西厢记》最为著名。

明清两代，除了杂剧及在南戏基础上形成的传奇等戏曲继续发展外，小说更是争奇斗艳，走上了创作高峰。中国古代小说历经先秦神话传说与魏晋志怪小说的漫长发展，到唐代文言小说走向成熟，出现了唐传奇，到宋元时期，话本标志的白话小说也走向成熟。到了明代，小说创作走向繁荣，出现了《三国演义》《水浒传》《西游记》《金瓶梅》等长篇小说，以及以"三言""二拍"为代表的众多短篇小说。清代小说创作进一步发展，蒲松龄的《聊斋志异》是文言小说发展的高峰，吴敬梓的《儒林外史》是讽刺小说的典范，而曹雪芹的《红楼梦》，以其丰富深刻的思想内容和精湛完美的艺术技巧，更将古代小说创作推向了艺术巅峰。

《隋书·经籍志》的《别集类序》中曾说："别集之名，盖汉东京之所创也。自灵均以降，属文之士众矣，然其志尚不同，风流殊别。后之君子，欲观其体势而见其心灵，故别聚焉，名之为集。"这里，"观其体势而见其心灵"虽是就"别集"而论，但别集是集部所有文献最基础的类别，因此，"观其体势而见其心灵"也是对整个集部的文学而言。其《集部序》也概括说："文者，所以明言也。古者登高能赋，山川能祭，师旅能誓，丧纪能诔，作器能铭，则可以为大夫。言其因物骋辞，情灵无拥（壅）者也。"集部瑰丽、浩瀚的文学典籍，正是一部华夏民族"因物骋辞，情灵无壅"的情感抒发史和心灵呈现史。

综观中国古代两千多年的文学发展历程，虽然文学体式多样，不断推陈出新，但总体上，无外乎诗、文两大类型。这种广义的"诗"，包括各种古体诗、格律诗，以及作为"诗余"的词、曲等文体形式，是合乐歌唱的；与"诗"相对的"文"，则包括各种类型的散文、骈文及后世的小说等文体，是不合乐的。辞赋则由诗演变而出，介于诗、文之间。在这两大类中，合乐歌唱的诗一般有较为严整的形式规范，不宜鸿篇巨制，更适合吟咏情性，抒发情感，而丰富的思想情感与有限的歌唱乐章相联系，在语言上就强调含蓄、清灵，重视神韵。与此相比较，不合乐的文则较为自由，篇幅不限，更适于叙事、说理，在语言上追求直率、质实和准确。

但在中国古代文学的发展中，合乐歌唱的诗歌最早出现。《诗经》中的诗，为当时礼乐文化的组成部分，诗、歌、舞是三位一体，密切结合的。此后，在两三千年的发展中，诗歌一直是中国古代文学最主要的部分，与歌舞的密切联系也是它最突出的表现特征。从诗经的四言古诗，到楚辞体新诗，再到两汉魏晋南北朝时期的乐府民歌与五、七言古体诗，到唐代的格律诗，再到宋词、元曲这些更新的诗体，诗歌成为每个朝代文学发展的辉煌标志。诗与歌舞的关系，经过先秦时期的三位一体，到汉乐府的"采诗入乐"和唐宋时期的"依声填词"，在元代以后兴起发展的戏曲形式中发展到了表现的极致。古人在诗的吟咏、歌唱中，写景状物、言志抒情、怀古咏史、阐发哲思，表达着他们的人生感悟和心灵悸动。诗歌成为中国古人心灵歌唱和情感表达的最主要手段，塑造了中国古代文学的独特面貌。

在诗的歌唱的王国，不合乐的各体散文、骈文、赋与小说，虽然都有自己的文体特点，但无不受到诗歌的表现手法和审美旨趣的影响。如，散文创作中对于意境美的强调，骈文作品中对于声韵美的重视，以及小说创作中一以贯之的章回结构，整齐对偶的回目，留有悬念的回尾，简约概括的景物描绘，诗意化的人物塑造，和大量诗赋词曲的穿插。各种文体中这些诗意化的处理，使中国文学到处都闪烁着诗歌的基本色调，即便是叙事、说理，也无不具有浓郁的抒情气息。

以诗歌为最主要表现形式的中国文学，展现了华夏民族独特的情感世界和心灵境界，在两三千年的情感发抒与歌唱中，推陈出新，异彩纷呈，留下了无数脍炙人口、千古传唱的佳作名篇，共同汇成了集部之学丰富浩瀚的文献典籍。

境界追求与审美旨趣

浩瀚悠长的集部之学，在华夏民族的心灵歌唱中，显现了中国古人关于社会人生及宇宙大道的体悟与感触，揭示了中华民族独特的的心灵境界和审美情趣。

综观几千年的文学发展史，华夏民族心灵境界的追求主要表现为

"言志"和"缘情"两种不同的层面。诗歌作为我国最早的文学样式，其"言志"的要求早在《尚书·尧典》中就有记载，在春秋战国时期更成为一种普遍的认识。到两汉时期，"言志"成为文学创作的明确纲领，并被赋予"厚人伦、美教化、移风俗"的政治教化功能，体现了儒家经学统治下对于文学创作的理想要求。到魏晋时代，文学的审美意识走向自觉，陆机在《文赋》中提出"诗缘情而绮靡"的观点，突出了文学抒发情感的审美特质，"缘情"被视为文学创作更重要的目标要求。

实际上，"言志"和"缘情"并不截然对立。任何诗文作品都是作者心灵世界的展现，既包括"言志"的"思想、志向"含义，也包括"缘情"的"情感、情性"含义。优秀的作品必然是"情志"并举，融为一体。这种文学创作的理想境界在魏晋以后的文学发展中逐步确立。刘勰在《文心雕龙》中就多次"情志"并用，将情志的和谐融合视为文学创作的最高典范。

此后，"言志""缘情"及"情志"兼备的思想，从诗文领域进一步扩展到后起的戏剧、小说创作之中。追求文学作品思想和情感的相互融合，深刻的思想内容与完美的艺术形式的高度统一，实现真情、善义、美文的有机统一，成为中国古代文学作品的理想追求。

以"言志""缘情"为目标的文学创作，使中国古代文学注重作家内在的心灵体验，将文学视为作家主观情志的表现，走上了以表现为主流的发展道路。这与西方古代文学将文学视为对客观现实生活的"模仿"，注重真实地再现客观对象，以塑造"典型"形象为中心，走上以再现为主流的发展道路，具有截然不同的民族特征。

中国古代文学以"表现"为主流，强调作品的抒情言志，以主体的情真、志真为文学的出发点，突出表现作家的主体精神，而不重视对客观对象的形象模拟和典型再现，由此在文学审美上形成重视比兴手法，强调以形传神，文贵含蓄蕴藉，凸显意境营造等独具特色的鲜明特征。

这些基本的审美特质，在秦汉以后儒道互补以至儒道释三教并存与融合的文化发展格局下，又深深地打上了儒、道、佛三家思想的审美烙印，使中国古代文学展现出多姿多彩的审美旨趣，形象地诠释出中国古代文化的独特精神与气质、风范。

儒家思想以伦理政治为中心，在文学审美上形成了注重现实关怀与伦理价值的强烈取向，将文学创作视为作家道德理想与人格精神的流露与显现。这种以善为美的审美情趣使儒家思想在文学作品人格美的塑造上具有突出的成就。

伟大诗人屈原以一首饱含着忧愤的抒情长诗《离骚》展现出高洁独行、忠贞爱国、奋斗不息的人格形象和理想节操，堪称这种审美情趣的典范。"长太息以掩涕兮，哀民生之多艰"，"路漫漫其修远兮，吾将上下而求索"，"亦余心之所善兮，虽九死其犹未悔"等诗句无一不彰显着诗人强烈的人格魅力，而深深震动和激荡着历代中国知识分子的心灵琴弦。

历代无数诗文作品，诸如曹操的《蒿里行》，杜甫的《三吏》《三别》《茅屋为秋风所破歌》，岳飞的《满江红》，辛弃疾的《水龙吟·登建康赏心亭》，陆游的《示儿》，文天祥的《过零丁洋》，以及诸葛亮的《出师表》，范仲淹的《岳阳楼记》等，无不深深地浸染着儒家现实关怀的文学精神。这些作品中，作家伤时忧世的情怀、爱国爱民的精神、光辉峻洁的节操、矢志不渝的人格，无不给人以强烈的艺术感染，震人心魄！

在人格美的塑造外，儒家注重中庸、崇尚和谐的思想，使其在文学作品情志的表现上，特别强调含蓄适度、情理和谐的中和美。最早的史书《尚书·尧典》中就说："诗言志，歌永言，声依永，律和声。八音克谐，无相夺伦，神人以和。""和谐"在诗歌及音乐、舞蹈等艺术审美中得到特别重要的强调。后经孔子的发挥，"中和"美更被儒家视为文学审美的最高表现。《中庸》说："中也者，天下之大本也；和也者，天下之达道也。致中和，天地位焉，万物育焉。"由此，儒家强调作品情感表达的节制和适度，注重温柔含蓄，矜持内敛；同时要"发乎情而止乎礼义"，实现情与理的谐和一致。古代诗歌创作上"乐而不淫，哀而不伤"，"怨而不怒"的"温柔敦厚"的诗教传统，词学创作上温婉含蓄词风的盛行，都是儒家以中和为美的审美情趣的重要表现。

道家思想以无为本，崇尚自然无为，对古代文学自然美的形成，以及虚静、空灵的意境美的塑造具有突出的影响。

道家以"道"为最高范畴，认为"人法地，地法天，天法道，道法自然"。这种顺应自然、崇尚自然的思想到庄子那里，更表现为"天地有大美而不言"（《知北游》），"朴素而天下莫能与之争美"（《天道》）等明确的审美命题。按照道家的这种审美理想，"自然"作为宇宙万物最本真的存在，浑然天成，不假雕琢，是美的最高典范，文学等一切艺术创作都应以自然为归宿，将自然美作为艺术创作的最高境界。道家的这种审美理想在魏晋时期的文学创作中得到自觉，作家在创作上逐渐形成反对雕琢辞藻与矫揉造作之风，崇尚自然率真，独抒性灵和个体情感的真实展现。"清水出芙蓉，天然去雕饰。""一语天然万古新，豪华落尽见真淳。"崇尚自然美，成为此后历代文学审美的普遍追求。诗歌中的平淡，散文中的清新，小说中的白描，戏剧中的本色，无不体现了推崇自然美的审美趋向。

在推崇自然美的同时，道家以把握大道为认识目标，而道家之"道"又是无形无象、不可名状的存在。与大道合一，就要突破时空和语言的局限与束缚，表现为一种不断否定有限的形下之物而趋于无限的形上之道的直觉把握。在老子就是"致虚极，守静笃""涤除玄鉴"，在庄子则为"坐忘""得意忘言"。心灵只有排除一切外物与语言的遮蔽，在虚静中，才能映照万物，涵摄万象，与大道相通为一。所谓"大音希声，大象无形"，"大美而不言"，正是在这种"希声""无形""不言"的否定性呈现中，才能揭示出"大音之音""大象之形""不言之大美"的丰富内涵。道家这种"虚静""坐忘"的否定式观照，在文学审美上，要求文学创作要充分发挥虚无和空白的作用，以实带虚，以有彰无，来引生虚实变幻、有无相生的丰富想象空间，从而超越有限的视听景象，去体悟言

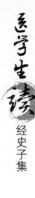
外之意、弦外之音、象外之旨，从而开辟出古代文学含蓄蕴藉、虚静空灵的意境美的创造。

儒家重现实关怀，尚道德人格，推崇理性控制，强调中和之美；道家尚虚无超脱，重自由率真，推崇自然之美，偏爱虚静空灵。儒道二家，有如双峰并峙，相互排诋，又相与为用，共同奠定了中国古代文学审美情趣的基本框架。

在儒道二家构建的审美情趣基石之上，魏晋以后，佛教思想迅速兴起，为古代文学审美情趣的发展又增添了新的因素。

佛教对于中国古代文学审美情趣的影响突出表现在对于文学意境美的丰富和深化上。意境美作为中国古代文学最具民族特色的审美旨趣，虽然在传统的儒道二家思想中都有体现，但其内涵的深化、丰富以至作为明确的审美范畴的正式形成，是与佛家思想的独特贡献密不可分的。

意境，简略地说，就是文学创作中一种情景交融的境界，它将作家主观的情思与自然、社会等客观的生活境象有机地统一起来，营造出一种情与景、神与形、心与物相互渗透融合、妙合无垠的审美境界。

对于意境美的审美意识，中国古代早在《诗经》"比兴"手法的运用中就已出现。通过"比兴"手法，作家托物以言情，以外在的景象来寄托、渲染主体的意向与情感，达到情理融合、物我一体的艺术境界，体现出意境美创造中言有尽而意无穷、贵情思而轻事实的基本特征。魏晋时期，道家贵无尚虚及言不尽意、得意忘言的思想，进一步强调了文学创作中关注言外之意、象外之旨的思想，并以虚静、空灵的意境创造加深了对于意境美的认识。

和现实关怀的儒家及追求精神自由的道家相比较，以生命解脱与彻悟为要旨的外来佛教，在思想上主张宇宙本性空寂，但又认为体现佛性的法身遍一切境，所谓"空"不离"色"，承认"假有"的存在。佛教这种本空幻有的思想深刻揭示了意境的虚幻不实及其直观彻悟的认识特征，真正奠定了言外之意、象外之旨的意境创造所具有的玄远空灵、虚幻朦胧、意蕴深远的审美特征。

因此，经过魏晋南北朝佛教思想的长期浸淫，到唐代，随着诗歌创作的繁荣，借用佛教的"意根境界"，文学审美中的"意境"范畴正式形成。此后，历代学者通过诸如"境界""意象""兴象""境象""兴趣""神韵"等不同表述，对文学创作的意境美进行了多方面的探索与揭示，使意境美成为中国古代文学最具民族特色的审美旨趣。在晚清时期，意境美被王国维视为文学创作中的根本问题，是评判作家作品艺术成就高低的标尺。他说："文学之工不工，亦视其意境之有无与其深浅而已。"（《人间词乙稿序》）

佛家思想不仅在文学作品意境美的形成和发展中居功至伟，发挥了最为重要的理论媒介作用，并且在文学作品意境的具体构造上体现出重视哲思、妙悟与禅味的审美旨趣。如唐代诗人张若虚的《春江花月夜》，在春、江、花、月、夜五种意象编织的画面中，通过"江畔何人初见月，江月何年初照人"在有限与无限、瞬间与永恒的探询中展开对于宇宙奥秘、人生意义的深沉追问，融诗情、画意与哲理为一体，摇曳出一片梦幻迷离、寥廓澄明的幽美意境，被闻一多誉为"诗中的诗，顶峰上的顶峰"（《宫体诗的自赎》）。

而作为中国化佛教的典型，禅宗不立文字、不著语言，倡导"顿悟"的特征也催生了文学审美上对于妙悟与禅味的关注。享有"诗佛"之称的王维，其山水诗，诸如"雨中山果落，灯下草虫鸣"（《秋夜独坐》），"明月松间照，清泉石上流"（《山居秋暝》），"偶然值林叟，谈笑无还期"（《终南别业》），在平淡、简约的生活景象中传达出具有空幻深意的佛学感悟，呈现出超脱空灵、冲淡静穆的幽远意境，诗境与禅趣融为一体。在审美鉴赏上，唐代诗僧皎然主张"但见性情，不睹文字"（《诗式》）；司空图以"韵"论诗，强调"韵外之致"，标举"不著一字，尽得风流"（《二十四诗品》）；南宋严羽"以禅喻诗"，主张诗贵妙悟，"惟在兴趣"，并强调要"不涉理路，不落言筌"（《沧浪诗话》），都深受佛教禅宗顿悟说的影响，深刻体现了禅趣美的审美旨向。

儒、道、佛三家在中国古代文学审美旨趣的塑造上各有侧重，又相互影响、渗透，共同构造了中国古代文学审美的基本特征。道德理想的人格美，温婉含蓄的中和美，清新脱俗的自然美，虚静空灵、蕴藉丰富的意境美，深沉妙悟的哲思美，这些多姿多彩的审美情趣也广泛表现在音乐、舞蹈、绘画、书法、篆刻、雕塑及建筑、园林等艺术领域，共同展现了中国古人高远的人生理想和丰富美好的情感世界。它们以充满诗意的气息和神韵深刻而生动地体现着华夏民族的心灵世界和中国古代文化的基本精神。

集部之学与中医学的交融渗透

集部文献蕴含大量中医学内容

在传统四部分类中，中医学属于子部，但在子部之外的经、史、集部中，也有不少中医学方面的内容。如北宋医家唐慎微编撰的著名医著《经史证类备急本草》，其中许多"名方秘录"都是由文士从经史、传论或笔记、诗赋中转抄相赠的。而与经、史二部相比较，集部文献以文学为主，兼涉经、史、子学的庞杂特征，使其蕴藏着极为丰富的各类学问，其中涵纳的传统中医药学的内容也尤为丰富。

集部中的总集，收集历代诗文等各体作品，其中就有大量的中医药学内容。如，清代严可均编辑的《全上古三代秦汉三国六朝文》，是一部收录唐代以前的文章总集。全书共746卷，574万字，收集了唐代以前3497位作者的近1.8万篇文章，是迄今为止收录唐代以前文章最全的总集。在这部总集中，涉及中医药的文章就有上百篇。诸如：据传上古三代彭祖、伊尹等著的《摄生养性论》《说汤》，汉代淳于意的《对诏问所为治病、死生验者几何，人主名为谁》、枚乘的《七发》、崔实的《太医令箴》、张衡的《温泉赋》、华佗的《食论》，魏晋南北朝时期曹植的《说疫气》、嵇康的《养生论》、嵇含的《寒食散赋并序》、挚虞的《疾愈赋》、李毅的《疾笃上书陈谢》、葛洪的《抱朴子序》《肘后备急方序》《养生论》、邓处中的《华氏中藏经序》、范晔的《和香方序》、王微的《茯苓赞》《黄连赞》、徐爰的《食箴》、龚庆宣的《鬼遗方序》、梁简文帝的《劝医论》、江淹的《丹砂可学赋并序》、陶弘景的《本草序》《药总诀序》《肘后百一方序》及北魏皇室颁布的《民病给医药诏》《恤老病诏》《立医馆诏》等。这些文章既有关于药草功用方面的文赋序赞，也有历代的医书序言、医事诏书，以及关于食疗、养生和医理的各种论医文章。这些文章虽然内容深浅不一，但对于认识上古至唐代以前的中医学发展无疑具有重要意义。

除总集中具有大量涉医的文献史料外，作为一人一生诗文作品总汇的别集，更是融合经史子集于一体的综合性学问的渊薮，其中同样有大量宝贵的中医药学知识。如，北宋著名文学家苏轼，其文集《苏东坡全集》中就有《治内障眼》《治齿治目》《治大风方》《小儿吸蟾蜍气》《服井花水》《乐天炼丹》《记故人病》《大还丹诀》《求医诊脉》《问养生》《药诵》《东坡酒经》《与庞安常》《寒热偈》《养生偈》《谢御膳表》等诸多论医文章。而后世流传甚广的《苏沈良方》，其中的不少方药也是从苏轼和沈括的文集中分别摘录同类资料编纂而成的。

不仅苏轼、沈括的文集，古代很多文人都颇精医道，他们的文集中也都保存了不少论医文章与传世方药。文人对于医道或方药的认识，虽然在实践经验方面赶不上悬壶的专业医家，但由于文人的知识素养较高，他们根据自身的体验，在论医文章中对医理的阐释常常有独到精深的见解，而他们所选择收集的传世方药也特别注重其效验的鉴别抉择，所谓"目睹其验，始著于篇"，因此，他们的文章对于后人研习中医中药，具有非常重要的启迪和帮助作用。

清代纪晓岚在《阅微草堂笔记》中曾有一则记载，很能说明文人文集中的论医文章或方药记载的价值。其卷十二《槐西杂志二》称："蔡葛山先生曰：吾校四库书，坐讹字夺俸者数矣，惟一事深得校书力。吾一幼孙，偶吞铁钉，医以朴硝等药攻之不下，日渐尪弱。后校《苏沈良方》，见有小儿吞铁物方云：剥新炭皮，研为末，调粥三碗，与小儿食，其铁自下。依方试之，果炭屑裹铁钉而出，乃知杂书亦有用也。此书世无传本，惟《永乐大典》收其全部，余领书局时，属王史亭排纂成帙。苏沈者，苏东坡、沈存中也。二公皆好讲医药，宋人集其所论，为此书云。"

因此，研读集部文献，尤其是汇聚各类诗文作品的文人别集，在其丰富多样的内容中，可以发掘很多中医药方面难得的史料记载，加深我们对中医药学的全面认识。

古代文学题材内容与表现形式上的中医学因素

集部与中医学的联系，不仅表现在集部文献中具有大量的中医药学的宝贵史料，更在于它的主体部分——文学，与中医学虽然性质不同，但同是华夏民族文化生命的展现，具有共同的民族文化生命精神，由此在价值追求、思维方式等方面都具有突出的共性特征，从而在历史发展中形成了非常密切的相互影响、交融渗透的依存关系。

这种交融渗透，首先表现为中医学作为中国古代对疾病诊疗与本草药物的认识，是古人社会生活和实践探索的重要领域，无疑成为文学反映社会生活的内容之一，从而为古代文学提供了丰富的题材内容，并进一步影响到它的表现形式。

早在中国文学的源头——《诗经》中，就已出现了很多关于医药方面内容的诗歌。据学者统计，在疾病方面，《诗经》就载录了狂、首疾、瘄、瘨、痒、瘑、疾首、盱、瘝、痻、烈假、瞖、瘅等15种疾病；在药物方面，更涉及草、木、鸟、兽、虫、鱼等各部类药物近300种。

继《诗经》之后的《楚辞》，江蓠、芷、泽兰、香蕙、椒、菌桂、木兰、薜荔、芰荷、芙蓉、艾、杜若、辛夷等各种本草药物作为比兴的载体也频频出现，而且，关于药物的形态、栽培、采集、性味和应用也有较多论述。如《离骚》中，关于药物的种植："余既滋兰之九畹兮，又树蕙之百亩；畦留夷与揭车兮，杂杜衡与芳芷。"关于药物的采集："冀枝叶之峻茂兮，愿竢时乎吾将刈。"关于药物的应用："朝饮木兰之坠露兮，夕餐秋菊之落英。"在这里，诗人屈原借助本草药物表达自己独特的情感、节操，实现了中医药草与文学审美的有机融合。

如果说，在《诗经》和《楚辞》代表的先秦文学中，中医药主要还是作为比兴的载体出现的，专门以医药为题材的作品数量极少，但到魏晋南北朝时期，养生服食、求寿求仙之风盛行，中医药草所具有的医疗保健及自身形态上的观赏怡情等价值，使文学家开始自觉地将其纳入文学审美的视野，诞生了《寒食散赋》《款冬花赋并序》《茱萸赋》《茯苓赞》《黄连赞》等很多直接以中药命名的诗赋作品，并出现了以中药名、腧穴名等作为语汇创作的药名诗和穴名诗。以药名和穴名入诗，表明中医学对古代文学的影响，已从题材内容进一步发展到表现形式之中，非常突出地体现了二者之间融合渗透的紧密关系。

知识链接：辛弃疾与药名词

辛弃疾（1140—1207），字幼安，号稼轩，南宋著名政治家、文学家。他一生力主抗金、收复中原，善于诗文，但以词名世，词风慷慨悲壮，雄健豪放。现存《稼轩词》600余首，数量之富，质量之优，冠于两宋，号称"词中之龙"。爱国主义思想和战斗精神是他词作的基本内容，其中就有一篇著名的药名词《定风波》——"山路风来草木香，雨余凉意到胡床。泉石膏肓吾已甚，多病，堤防风月费篇章。孤负寻常山简醉，独自，故应知子草玄忙。湖海早知身汗漫，谁伴？只甘松竹共凄凉。"这首词共嵌进了以原药入词的木香、石膏、防风、常山、甘松五味中药和以谐音药名入词的禹余粮、栀子、海藻三味中药。嵌入了八味药名而毫无斧凿之痕，非常贴切自然地表达了他爱国忧民的思想感情和百折不挠的豪迈气概，既展现了辛弃疾在词作上高深的造诣与功力，也标志着药名词在艺术创作上的成熟。

步入唐宋，中医学对文学的影响更加深入。谈医论药已与琴、棋、书、画、饮酒、品茶、交游、唱酬一起，成为文人生活情趣的重要内容，所谓"七件事儿为伴侣，茶药琴棋酒画书"（元吴弘道《南吕·金字经》）。与文人的这种生活情趣相联系，诗文作品中涉及中医药的内容非常丰富，但凡养生健体、采药种药、咏药抒怀、论病说症、杏林轶事，无不毕集。这一时期著名的文学家，诸如杜甫、李白、柳宗元、刘禹锡、白居易、苏轼、黄庭坚、陆游、辛弃疾等，在他们的诗词创作中，都有大量的中医药内容。诗词以外，在散文和笔记小说方面，如唐代柳宗元的《柳州救三死方》、刘禹锡的《传信方述》、宋代洪迈的《夷坚志》、苏轼的《东坡志林》、沈括的《梦溪笔谈》等，也都记录了大量的方药、医案和医林趣闻轶事等，涉及的医药内容也非常广泛、丰富，史料价值极高。

元明清三代，中医药内容也在当时盛行的戏曲、小说中有重要反映。如元代著名剧作家关汉卿创作的杂剧《窦娥冤》就塑造了中国戏剧史上第一个反面医生的形象。被誉为中国封建社会百科全书的《红楼梦》，涉及中医药的字数更多达5万余字，其中包括各类医疗人员14人，疾病110多种，方剂45首，药物120多种，较完整的病案14例。这些涉医内容将中医药知识与小说的人物故事完美结合，是中医药学与中国古代文学高度融合的产物。

从中国古代文学的历史发展看，自《诗经》伊始，中医药就成为文学创作的重要题材，此后历代涉医文学创作经久不衰。诗赋词曲、散文、笔记、小说、戏剧，几乎古代文学的各类体裁都有一批涉医作品；而中医药学的各类知识，包括医理、诊治、方药、针灸、养生、服食，以及医史人物、医林事件等，无不在古代文学中有所反映；许多与中医药有关的成语、典故，诸如二竖为虐、病入膏肓、讳疾忌医、起死回生、杯弓蛇影、采薪之忧、良药忠言及杏苑、杏林、橘井、橘泉等，也成为古代文学作品的常用语汇。

古代文学对中医学著述文学化特征的塑造

在中医学深入影响和丰富了中国古代文学的题材内容和表现形式的同时，中国古代文学的表现手法与审美特征也深深地影响到中医学，使古代中医学著述呈现出浓郁的文学品性。

汉字独特的象形表意功能，以及中国古代注重象数的思维特征，使中医药学在诞生之初，就与文学形成了不解之缘，在文体风格上与中国古代文学的发展紧密相连。

先秦时期已经成型的中医学基本经典——《内经》，在文体上，就与先秦诸子散文的文风相当一致，于长短错落的散文句式之中杂以和谐流畅的韵文，使中医学理论充满了文学意趣。此后，历代的中医学著述，在文风上都深受《内经》的影响，追求文辞的生动优雅，语言的节奏韵律，使中医学理论著述充满文学的审美特质。

在历史发展中，中医药学著述还广泛采用了中国古代文学所形成的诗词歌赋、骈文等各种文体形式。其中，明代李时珍的《濒湖脉学》，清代吴谦的《医宗金鉴》、陈念祖的《医学三字经》、汪昂的《汤头歌诀》等都是诗歌体医学著述的重要代表，金代李东垣的《药性赋》、窦汉卿的《标幽赋》及清代吴尚先的《理瀹骈文》则是采用赋体或骈文撰写的重要医著。这些中医学著述以诗赋骈文等形式来写作，文辞优美，句式工整，朗朗上口，便于诵读和记忆，有力地促进了中医药知识的普及。

除了诗词歌赋等文体外，中国古代文学的"诗话"形式也对中医学著述产生了重要影响，催生了很多"医话"类著作。如，宋代医家许叔微有一著述《本事方》。该书"取平生已试之方，并记其事实"，将方药与诊疗事例联系起来，不仅体例上与唐代孟棨的《本事诗》相近，连书名也是模仿《本事诗》而来。

中国古代文学对中医学的影响，还进一步表现在医学著述之中广泛采用了文学化的创作与表现手法，诸如大量使用比兴、借代等表现手法，言在此而意在彼，激发读者的想象空间，并追求文辞的变化，避免用词的重复，强调文章的华彩和生动。这些文学化表现手法的运用，使中医药著作呈现出文忌雷同、语尚雅训、言近旨远、工整对仗的文学化特征，与现代自然科学著作强调用词准确、语义清晰、概念严谨、逻辑一致的表述特点截然不同。如果以现代自然科学著述的语言特点来看待古代中医学著述，那么，古代中医药学著述更像是一种关于人体健康与疾病防治的特殊题材的文学著述。

文学化的表现手法，还在医著、药物、方剂、治法的命名中广泛存在。如，将医著命名为"金匮""玄珠""三昧""蠡言"，将药物称为"使君子""合欢""韩信草""湘妃竹"，将方剂命名为"七宝美髯丹""泰山磐石散""交泰丸""至宝丹"，将治法称为"开源导流""补土生金""滋水涵木""提壶揭盖"，都暗含典故、传说或指代、比喻等文学修辞手法，形象生动，意韵丰富，耐人寻味。

中国古代文学对中医药学更为深远的影响，还表现在二者在精神追求和思维方式上具有异曲同工之妙。

在精神追求上，中国古代文学诞生伊始，就有"诗言志"基本规定。强调文学创作的现实关怀和社会教化功能成为古代文学发展的一种基本追求。与文学的这一精神传统高度谐和，中医学也同样形成了关注现实人生的优良传统，称医术为"仁术"、医学为"仁学"，称学医行医为"悬壶济世"，不仅将医学视为治病救人的一种实用技术，更视其为辅助政治、济世安民的重要手段。

在思维方式上，古代文学以"表现"为主流，特别注重意境美的创造，强调托物言志、借景抒情、以形传神。意境美虽然强调主观之"意"与客观之"境"间相互契合、融彻无间，但其重心在"意"不在"境"，在主不在客，因此，思维方式上强调主体的想象和体悟，要求通过作品有限的境、象描写，捕捉到言外之意、弦外之音、象外之旨。

"意境"美所决定的思维方式，与中医学强调"取象比类""司外揣内"等"意象"思维同样高度一致。在"取象比类"或"司外揣内"时，所取之"象"或所"司"之"外"部性状，并不是认识的重心，而是要由此认识同类事物的本质或者人体内部的病理特征，即由"象"而达"意"，由"外"而揣"内"。它与意境美的创造一样，都不重视抽象的概念、推理，而是通过具体感性的物象描摹，经由想象和领悟来获得"境""象"所蕴含的言外之"意"。只不过文学中的"意"是由"境"所体现的作者的内心情感世界，医学中的"意"则是由"象"所传递的医家认识的医理、病理等内在规律而已。实际上，文学中的"意境"在古代也常称为"意象"，二者的内涵实质上完全相同。

举凡文体文风、表现手法、精神追求、审美旨趣及思维方式等各个方面，中国古代文学都对中医学产生了深刻影响，由此也决定了古代中医学著述不可避免地呈现出浓郁的文学化色彩，具有明显的文学审美特质。而中医学著述的文学化色彩又使得具备一定的文学修养成为学习、研读中医著述的必要前提，甚至从医者文学素养的高低还直接影响其医学造诣的深浅，从而进一步加深了中医学与古代文学之间交融渗透的密切联系。

实践主体上文士与医家的交集

古代文学与中医学之间交融渗透，密切关联，尤其在精神追求与思维方式上的共性特征，使实践主体上，文士与医家之间也产生了频繁的互动关系，交往密切。历史上，很多文士以自己的文笔为医家医著作序立传，表彰医德，推崇医技，扩大了医学与医家的社会影响。

更为突出的是，中国古代还有很多医家或文士常常是一身而二任，或者虽为医家，但又有较高的文学修养，留下了大量的诗文著述，其医学著作也有突出的文学审美色彩，或者虽为文士，但又精通医理，甚至还从事诊疗实践，在医学史上也有重要影响。这两类人物突出体现了中医学与古代文学之间高度交融渗透的发展特点。

第一类人物中，以医家而兼擅文名的，数量众多。古代史书、方志或笔记中，有关医家"工诗文""能诗"之类的记载随处可见。其中，魏晋南北朝的皇甫谧、葛洪、陶弘景及清代的傅山、薛雪、徐大椿等，堪称代表人物。他们不仅是一代名医，在文学史上也有重要的影响。只是因为他们医名较高，而使人们淡忘了他们在文坛上的名气与成就。如，素有"中医针灸鼻祖"之称的晋代医家皇甫谧，不仅以医名世，编撰了医学名著《针灸甲乙经》，还在文坛上享有盛名，撰有《帝王世纪》《高士传》《逸士传》《列女传》《郡国志》《玄晏春秋》《三都赋序》等众多著述，文学造诣很高。《晋书·左思传》曾记载他为左思作品《三都赋》题序推荐，以致《三都赋》在社会上广泛流传，"豪富之家，竞相传写，洛阳为之纸贵"。可见他在当时文坛上的影响和地位。其他的，如，葛洪的小说创作《西京杂记》、陶弘景的骈文《答谢中书书》、傅山的诗文作品《霜红龛集》、薛雪的诗歌理论著作《一瓢诗话》、徐大椿的散曲创作《洄溪道情》，在文学史上都有重要的艺术特色或理论建树。

第二类，以文名世而兼通医理的同样不乏其人。较著名的，如唐代的王勃、卢照邻、刘禹锡、柳宗元、杜甫，宋代的司马光、苏轼、张耒、陆游，元代的元好问，清代的蒲松龄、刘鹗等。他们或学医知医、种药采药、探讨养生保健，或编撰医著、普及医学知识，或参与诊疗实践，在医学史上都有一定的贡献。其中，以苏轼和陆游最为著名。

苏轼作为"唐宋八大家"之一，文学成就自不待言，但他对医学也有较深的研究。举凡医学理论、临床、方药及养生等各方面都很精通，在他的诗词、散文及笔记作品中，留下了大量论医文章。他还编撰了《苏学士方》，后与沈括的《得效方》合刊为《苏沈良方》，收有一些颇有价值的临床方药。另外，他在杭州知州任上，适逢发生瘟疫，他捐资筹款设置了"安乐坊"，首开病坊收治病人，使许多患者幸免于难。这一措施促成了后来宋代永久性病坊"安济坊"的设立，成为医学史上的一件大事。

南宋陆游同样精通医学，他家"世喜方书"，有《陆氏集验方》传世。受家风熏染，陆游不仅具有较为丰富的医药知识，编有《陆氏续集验方》，还亲自参与诊疗实践。如他在任官成都时，恰逢时疫流行，即在街肆亲自配制药物，免费施治病人。"我游四方不得意，阳狂施药成都市。大瓢满贮随所求，聊为疲民起憔悴。"（《楼上醉歌》）晚年归隐乡村，他仍经常携带药囊，救治病人。如《山村径行因施药之四》说："驴肩每带药囊行，村巷欢欣夹道迎。共说向来曾活我，生儿多以陆为名。"从诗中可见陆游医技高明，多救人活命，以致病家生儿以陆为名，表示感恩纪念。

医家与文士在社会角色上的一身二任，使得古代医学与文学的交融渗透更为深入。尤其是有较高文化素养和社会地位的文学家步入医学领域，有力推动了社会对于医学的重视，扩大了医学的影响，促进了中医学的普及和发展。

实际上，中国古代的文学观念是非常泛化的，它既可以是与经、史、子学相并列的狭义文学观念，也可以扩展至包括经、史、诸子在内的所有学问。因此，古代文学修养较高的学者无不旁涉经史诸子，举凡天文、地理，自然、社会，都属涉猎领域。他们情趣高雅，视野开阔，知识面广，不仅能更准确地领悟深奥的医理，还能诉诸文笔进行阐幽发微，因此，由文入医取得成就也就非常自然了。像皇甫谧、葛洪，并无多少临床经验，但他们文学修养深厚，学问渊博，从而能够旁涉医学，撰成名篇，成为由文入医而享誉杏林的典型例证。古代的这种泛文学观念，是造成古代医家与文士相互兼任，以及中医学与文学高度交融渗透的重要原因。从这种泛文学观念出发，也才能够真正揭示中医学所具有的与古代文学交融渗透而呈现的文学化形态之谜。

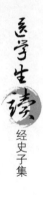

【延伸阅读】融文采于医籍的明代医药学家李时珍

　　李时珍（1518—1593），字东璧，号濒湖山人，湖北蕲州人，明代著名医药学家，著有《本草纲目》《濒湖脉学》《脉诀考证》《奇经八脉考》等多部著作。其中，《濒湖脉学》在清代嘉庆以后被作为官定医学教科书使用百余年，影响至今，而《本草纲目》不仅是中国古代本草学集大成的著作，对世界医药学、植物学、动物学、矿物学的发展也产生了深远影响。

　　李时珍能在医药学上取得如此突出的成就，与他深厚的文学修养密不可分。他早年习举子业，广泛涉猎了各种文史书籍，打下了扎实的文学功底，与当时文坛"后七子"之一的吴国伦交游深厚，并参加了他所创立的"四见亭诗社"，著有《薖所馆诗》。该书已佚，现仅存两首佚诗，其中一首七律《吴明卿自河南大参归里》就是他给吴国伦的赠诗。诗中赞扬了吴的人品文章和二人的交谊，同时表露出自己淡泊功利、倾心自然风物的志趣，语言清新，辞采绚丽，气韵流畅。

　　深厚的文学修养使李时珍不仅认识到中国古代文学中具有丰富的医药学资料，还使他能够娴熟地驾驭语言，在撰写医药学著述中驾轻就熟，得心应手，融医药学的实用知识与艺术审美于一体，极富文学色彩，使读者不仅从中获得丰富的医药学知识，还能得到艺术上的美感享受。

　　在《本草纲目》的撰写中，李时珍参考书籍达800余家，对其中的药物学内容靡不收录，其中征引各种史传与文学著作有500多种。历代的许多诗赋与文学作品大多被征引过。如，卷二十九介绍"栗"的食用法时，引宋代苏辙的诗"老去自添腰脚病，山翁服栗旧传方。客来为说晨兴晚，三咽徐收白玉浆"为证，称此诗"得食栗之法"。诗赋作品外，历代的神话故事、历史典故、民间传说、风俗民谚等文学资料也被大量引用。在古代医药学著作中，像《本草纲目》这样大量征引文学作品是史无前例的。按李时珍自己所说，是"上至坟典，下至稗记，凡有攸关，靡不收掇"。引用文学作品的目的是为了更好地介绍药物的属性，但客观上增强了《本草纲目》文字的典雅和形象性，为该书增添了文采与意趣。

《本草纲目》的语言也极其形象、生动。李时珍在介绍各种药物的特性和功用时，常以形象的语言进行描写、叙述，而且句式丰富，骈散相间，语言清新明丽，简洁隽永。如卷十五介绍"菊花"时写道："菊春生夏茂，秋花冬实，备受四气，饱经露霜，叶枯不落，花槁不零，味兼甘苦，性禀平和……其苗可蔬，叶可啜，花可饵，根实可药，囊之可枕，酿之可饮，自本至末，罔不有功。宜乎前贤比之君子，神农列之上品，隐士采入酒斝，骚人餐其落英。"这段文字以对偶、排比的句式介绍菊花的生长特点与功用，将药物学知识贯穿在咏物抒情的笔触之中，语言流畅自然，清丽隽永，具有诗一般的韵味，极具艺术审美特性。

李时珍的《濒湖脉学》以歌诀体写成，句式整齐，注重平仄与押韵，既将中医脉学知识表达得清楚精到，又能照顾到诗歌的格律和韵味，同样展现了深厚的文学素养。如长脉的《体状、相类诗》："过于本位脉名长，弦则非然但满张。弦脉与长争较远，良工尺度自能量。"诗歌写长脉脉势及与弦脉的区别，但在艺术性上完全符合七言绝句的格律要求。再如涩脉的《体状诗》："细迟短涩往来难，散止依稀应指间。如雨沾沙容易散，病蚕食叶慢而艰。"形象生动，朗朗上口，极富节奏感。该书问世后，之所以能够取代此前的《王叔和脉诀》，虽与理论上的更胜一筹密不可分，但与其更为典雅鲜明的文学色彩也密切相关。

没有深厚的文学修养和对中国古代文学作品的广泛涉猎，李时珍不可能融文采于医籍，完成《本草纲目》与《濒湖脉学》的创作。这两部著作，在中医药学的发展中能够产生重要的历史影响，固然与其精深广博的医药学知识密不可分，但独特的文采与艺术审美属性对于二者的广泛流传同样发挥了不可或缺的重要作用。

医论拾萃

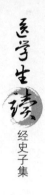

医家论医学与经史子集

凡欲为大医，必须谙《素问》《甲乙》《黄帝针经》、明堂流注、十二经脉、三部九候、五脏六腑、表里孔穴、本草药对，张仲景、王叔和、阮河南、范东阳、张苗、靳邵等诸部经方。又须妙解阴阳禄命、诸家相法，及灼龟五兆、《周易》六壬，并须精熟，如此乃得为大医。若不尔者，如无目夜游，动致颠殒。次须熟读此方，寻思妙理，留意钻研，始可与言于医道者矣。又须涉猎群书。何者？若不读五经，不知有仁义之道；不读三史，不知有古今之事；不读诸子，睹事则不能默而识之；不读《内经》，则不知有慈悲喜舍之德；不读《庄》《老》，不能任真体运，则吉凶拘忌，触涂而生。至于五行休王、七曜天文，并须探赜。若能具而学之，则于医道无所滞碍，尽善尽美矣。

——［唐］孙思邈《备急千金要方·大医习业》

凡为医者要识病浅深，探赜方书，博览古今，是事明辨。不尔，大误人事，识者宜知以为医戒。

——［宋］许叔微《伤寒九十论·脾约证》

为儒必读五经三史、诸子百家，方称学者。医者之经，《素问》《灵枢》是也。史书，即诸家本草是也。诸子，《难经》《甲乙》《太素》《中藏》是也。百家，《鬼遗》《龙树》《金镞刺要》《铜人》《明堂》《幼幼新书》《产科保庆》等是也。儒者不读《五经》，何以明道德性命，仁义礼乐；医不读《灵》《素》，何以知阴阳运变，德化政令。儒不读诸史，何以知人材贤否，得失兴亡；医不读《本草》，何以知名德性味，养生延年。儒不读诸子，何以知崇正卫教，学识醇疵；医不读《难》《素》，何以知神圣工巧，妙理奥义。儒不读百家，何以知律历制度，休咎吉凶；医不读杂科，何以知脉穴骨空，奇病异证。然虽如是，犹未为博。况经史之外，又有文海类集，如汉之班、马，唐之韩、柳……医文，汉亦有张仲景、华佗，唐则有孙思邈、王冰等，动辄千百卷，其如本朝《太平圣惠》《乘闲集效》《神巧万全》，备见《崇文》。名医别录岂特汗牛充栋而已哉？

———［宋］陈言《三因极一病证方论·太医习业》

凡为医者，须略通古今，粗守仁义。绝驰骛利名之心，专博施救援之志。如此则心识自明，神物来相，又何戚戚沽名，龊龊求利也。

———［宋］张杲《医说·医通神明》

今之明医，心存仁义。博览群书，精通道艺，洞晓阴阳，明知运气。药辨温凉，脉分表里，治用补泻，病审虚实，因病制方，对症投剂，妙法在心，活变不滞。不炫虚名，惟期博济，不计其功，不谋其利，不论贫富，药施一例。起死回生，恩同天地。如此明医，芳垂万世。

———［明］龚信《古今医鉴·明医箴》

医司人命，非质实而无伪，性静而有恒，真知阴功之趣者，未可轻易以习医。志既立矣，却可商量用工。每早对《先天图》静坐，玩读《孝经》《论语》、小学；大有资力者，次及全部《四书》、古《易》白文及《书经》《洪范》《无逸》《尧典》。理会大意，不必强记。盖医出于儒，非读书明理，终是庸俗昏昧，不能疏通变化。

———［明］李梴《医学入门·习医规格》

学不贯今古，识不通天人，才不近仙，心不近佛者，宁耕田织布取衣食耳，断不可作医以误世！医，故神圣之业，非后世读书未成，生计未就，择术而居之具也。是必慧有夙因，念有专习，穷致天人之理，精思竭虑于古今之书，而后可言医。

——［明］裴一中《言医·序》

凡学医必须参透儒理，儒理一通，学医自易。稍有余闲，便将今古名医诸书，手不释卷，一一阐明，融化机变，得之于心，慧之于目，自然应之于手，而无差谬矣。

——［清］冯兆张《冯氏锦囊秘录·良医格言》

世徒知通三才者为儒，而不知不通三才之理者，更不可言医。医也者，非从经史百家探其源流，则勿能广其识；非参老庄之要，则勿能神其用；非彻三藏真谛，则勿能究其奥。

——［清］柯琴《伤寒来苏集·季序》

盖医之一道，须上知天文、下知地理、中知人事。三者俱明，然后可以语人之疾病。不然，则如无目夜游，无足昼蹑，动致颠仆，而欲愈人之疾者，未之有也。

——［清］徐文弼《寿世传真·修养宜堤防疾病》

夫医之为道大矣哉！体阴阳五行，与《周易》性理诸书通；辨五方风土，与《官礼》王制诸书通；察寒热虚实脉证，严于辨狱；立攻补和解方阵，重于行军。固难为浅见寡闻者道也。

——［清］程文囿《医学溯源·序》

儒书有经子史集，医书亦有经子史集。《灵枢》《素问》《神农本草》《难经》《伤寒论》《金匮玉函经》，为医门之经；而诸家注论、治验、类案、本草、方书等，则医之子、史、集也。经细而子、史、集粗，经纯而子、史、集杂，理固然也。学者必不可不尊经，不尊经则学无根柢，或流于异端；然尊经太过，死于句下，则为贤者过之，《孟子》所谓：尽信书，则不如无书也。

——［清］吴瑭《温病条辨·医书亦有经子史集论》

余少时立志于儒，因祖母病笃，延医罔效，深以不知医理即不能事亲为憾，遂肆医读《内经》诸书。乃知天人合一之道，本与儒通。其理微，其法妙，愈加考核，愈觉艰深。

——［清］赵术堂《医学指归·自叙》

医学深处，实与儒家道家之言多相通者，故欲中医真正改革，治医者必须选读几种古书，如《孟子》论性诸篇，《易经·系辞》及《书·洪范》《礼·月令》之类。

——恽铁樵《伤寒论辑义按·自跋》

医医医，医何易言哉！医之为道广矣，大矣，精矣，微矣，危乎危矣！举凡古今中外，学问事业，无有难于此者矣。名为卫生去疾之道，实不止于卫生去疾已也，盖合格致诚正、修齐治平之道，而一以贯之，且更有难焉者也。非探天地阴阳之秘，尽人物之性，明气化之理，博考古今，随时观变，汇通中外，因地制宜，而又临事而惧，澄心定灵，必不能语此。

——裘庆元《三三医书·医医医自叙》

我十七岁开始学习中医学。在未学医之前，从四岁开始通读十三经，

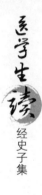

如《尔雅》那样难读的书，都曾熟读背诵。同时，还读一些有关诗文典故的书，如《幼学故事琼林》《龙文鞭影》《声律启蒙》《唐诗三百首》《赋学正鹄》《少岩赋》《清代骈文读本》《古文观止》之类。先后凡经历十四年。教我的老师，都是清代的秀才、举人、进士之流，我的古汉语知识，便从此打下了基础，也是我后来学习中医学较雄厚的资本。当我读完十三经的时候，老师许君才先生要我看张文襄的《輶轩语》，这是南皮张之洞在光绪元年（1875）做四川提督学政时写的一本"发落书"，但确是当时指导读书的一本好书。其中特别是《语学》一篇，对我颇多启发。全篇主要提出如何读经、读史、读诸子、读古人文集，以及通论读书五个问题。……可以说，我后来学习《黄帝内经》等经典著作的许多方法，都是由于张文襄所影响的。

——任应秋《我的治学门径和方法》

做学问好像建筑宝塔一样，塔基越牢固，越宽大，塔身才越稳固，塔尖才能高耸入云。学习医学，特别是学中医，基础打得好坏，将直接影响今后学术造诣的深浅。学中医，要打好古文、医经典籍等基础。

——何任《何任教授谈治学》

参考文献

1. 古籍文献（略）

2. 龚鹏程. 国学入门. 北京：北京大学出版社，2007.

3. 詹杭伦. 国学通论讲义. 北京：中国人民大学出版社，2007.

4. 刘韶军. 国学基础教程. 武汉：华中师范大学出版社，2008.

5. 刘兆祐，江弘毅. 国学导读. 北京：中国人民大学出版社，2011.

6. 刘介民. 国学基础导论. 广州：广东高等教育出版社，2008.

7. 孔祥骅. 国学入门. 上海：上海人民出版社，2012.

8. 刘梦溪. 论国学. 上海：上海人民出版社，2008.

9. 郭齐勇. 中华人文精神的重建. 北京：北京师范大学出版社，2011.

10. 李东峰，舒大刚. 经学概念新探. 孔子研究，2013（4）：9-12.

11. 许道勋，徐洪兴. 中国经学史. 上海：上海人民出版社，2006.

12. 吴雁南，秦学顺，李禹阶. 中国经学史. 福州：福建人民出版社，2001.

13. 牟宗三. 历史哲学. 长春：吉林出版集团有限责任公司，2010.

14. ［美］路易斯·亨利·摩尔根. 古代社会. 北京：商务印书馆，2009.

15. 钱穆. 国学概论. 北京：商务印书馆，1997.

16. 梁启超. 梁启超年谱长编. 上海：上海人民出版社，1983.

17. 章太炎. 诸子学略说. 桂林：广西师范大学出版社，2010.

18. 柳诒徵. 中国文化史. 上海：上海三联书店，2007.

19. 范文澜. 范文澜集. 北京：中国社会科学出版社，2001.

20. 陈寅恪 . 金明馆丛稿二编 . 上海：上海古籍出版社，1980.

21. 吴泽 . 史学概论 . 合肥：安徽教育出版社，2000.

22. 齐思和 . 齐思和史学概论讲义 . 天津：天津古籍出版社，2007.

23. 汤勤福 . 中国史学史 . 太原：山西教育出版社，2001.

24. 白寿彝 . 中国史学史 . 北京：北京师范大学出版社，2004.

25. 郑师渠 . 中华民族精神研究 . 北京：北京师范大学出版社，2009.

26. 瞿林东 . 中国史学史纲 . 北京：北京出版社，1999.

27. 汪高鑫 . 中国史学思想通论（经史关系论卷）. 福州：福建人民出版社，2011.

28. 费孝通 . 中华民族多元一体格局 . 北京：中央民族学院出版社，1989.

29. 梁启超 . 中国历史研究法 . 北京：东方出版社，2012.

30. ［德］黑格尔著，王造时译 . 历史哲学 . 上海：上海书店出版社，2006.

31. 梁启超 . 梁启超选集 . 北京：中国文联出版社，2006.

32. 冯天瑜，何晓明，周积明 . 中华文化史 . 上海：上海人民出版社，2010.

33. 赵敦华 . 哲学门（第九卷）. 北京：北京大学出版社，2009.

34. 张应杭，蔡海榕 . 中国传统文化概论 . 上海：上海人民出版社，2013.

35. 司马朝军 .《四库全书》与中国文化 . 武汉：武汉大学出版社，2010.

36. 赵吉惠等 . 中国儒学史 . 郑州：中州古籍出版社，1991.

37. 乔好勤 . 中国目录学史 . 武汉：武汉大学出版社，1992.

38. 倪士毅 . 中国古代目录学史 . 杭州：杭州大学出版社，1998.

39. 袁庆述 . 版本目录学研究 . 长沙：湖南师范大学出版社，2003 .

40. 罗孟祯 . 古典文献学 . 重庆：重庆出版社，1989.

41. 尚智丛 . 传教士与西学东渐 . 太原：山西教育出版社，2012.

42. 宝成关 . 西方文化与中国社会——西学东渐史论 . 长春：吉林教育出版社，1994.

43. 钱穆 . 中国文化史导论 . 北京：商务印书馆，1994.

44. 梁启超 . 先秦政治思想史 . 天津：天津古籍出版社，2003.

45. 牟宗三 . 中国哲学十九讲 . 长春：吉林出版集团有限责任公司，2010.

46. 余英时 . 士与中国文化 . 上海：上海人民出版社，2003.

47. 田汝康、金重远 . 现代西方史学流派文选 . 上海：上海人民出版社，1982.

48. 冯友兰 . 中国哲学史新编（第 2 册）. 北京：人民出版社，1964.

49. 梁启超 . 要籍解题及其读法 . 长沙：岳麓书社，2010.

50. 彭亚非 . 中国正统文学观念 . 北京：社会科学文献出版社，2007.

51. 贾奋然 . 六朝文体批评研究 . 北京：北京大学出版社，2005.

52. 王齐洲 . 中国古代文学观念发生史 . 北京：人民文学出版社，2014.

53. 蔡镇楚 . 中国诗话史 . 长沙：湖南文艺出版社，1988.

54. 王国维 . 人间词话 . 长春：吉林文史出版社，2007.

55. 陈良运 . 艺·文·诗新论 . 上海：上海三联书店，2008.

56. 宋效永 . 中国文学的艺术本质论 . 北京：学苑出版社，1989.

57. 殷杰 . 中国古代文学审美理论鉴识 . 武汉：华中师范大学出版社，1986.

58. 张碧波 . 中国文学史论 . 哈尔滨：黑龙江教育出版社，1993.

59. 祁志祥，李玉芝 . 文学与美：中国古代文学鉴赏 . 北京：中国纺织出版社，1998.

60. 张灿玾 . 中医古籍文献学 . 北京：人民卫生出版社，1998.

61. 李良松，郭洪涛 . 出入命门：中医文化探津 . 北京：中国人民大学出版社，2007.

62. 李经纬 . 中医史 . 海口：海南出版社，2007.

63. 常存库 . 中国医学史 . 北京：中国中医药出版社，2003.

64. 中国中医科学院研究生院 . 名医讲学荟萃 孟庆云讲中医经典 . 北京：科学出版社，2012.

65. 张其成 . 易医文化与应用 . 北京：华夏出版社，1995.

66. 李经纬，张志斌 . 中医学思想史 . 长沙：湖南教育出版社，2006.

67. 马雪芹 . 一代医宗——朱震亨传 . 杭州：浙江人民出版社，2006.

68. 范永升 . 浙江中医学术流派 . 北京：中国中医药出版社，2009.

69. 陈邦贤 . 二十六史医学史料汇编 . 北京：中医研究院中国医史文献研究所，1982.

70. 李经纬 . 中外医学交流史 . 长沙：湖南教育出版社，1998

71. 张晓丽 . 明清医学专科目录研究 . 合肥：黄山书社，2011.

72. 范行准 . 明季西洋传入之医学 . 上海：上海人民出版社，2012.

73. 程雅君 . 中医哲学史（第 2 卷）. 成都：巴蜀书社，2010.

74. 马伯英，高晞，洪中立 . 中外医学文化交流史——中外医学跨文化传通 . 上海：文汇出版社，1993.

75. 陈庆元，陈贻庭 . 古典文学与中医学 . 福州：福建科学技术出版社，1996.

76. 周凤梧，张奇文，丛林 . 名老中医之路 . 济南：山东科学技术出版社，2005.

后　记

2013 年 7 月，我参加了我校与上海中医药大学联合召开的两校组织编写"中医药院校特色通识教育读本"的研讨会。在与会上专家的交流中，我有了编写此书的初步意向，后来撰写、提交了编写提纲，10 月份正式立项。此后，编写工作正式展开。但原计划中的其他编写成员，由于教学、科研方面的时间限制等原因最终退出了实际的编写工作，最后，全书的编写任务全部由我一人承担。

虽然因为专业的原因，我对于中国传统学术文化领域有较长时间的学习，因教学缘故，对于中医学的发展历史和学术思想也有一定的涉猎，但在实际编写中，我仍遇到了很多阻力。尤其是对经史子集四部之学的学术特色的阐发及对于中医学知识的消化与吸收，都耗费了大量时间。最终历时一年有余，才完成了全书的撰写工作。

作为一本通识教育读本，我想，既要在内容上体现出贯通融彻的识见，又要在表达上具有通俗流畅、鲜活生动的形式，因此，在编写中，力求将思想性、学术性与可读性、趣味性相结合，既注意吸收学界已有的研究成果，坚持严谨求实的学风，又在题材选择、体例安排与语言表达等文风上尽量做到点面结合、生动鲜活，但由于学识和文笔所限，读本的最终定稿与这一编写目标一定存在着较大差距，也难免存在着诸多舛误与不足，在这里，只能敬请相关的专家和广大读者的评鉴与指正了。

读本在编写过程中，获得安徽省重大教学改革研究项目和全国中医药高等教育学会教学管理研究会的经费资助，安徽中医药大学王键校长、教务处储全根处长给予了诸多关怀与鼓励，王鹏教授提供了很多医史文献资料的支持，上海中医药大学胡鸿毅副校长、教务处何文忠处长、孙文钟教授，以及中国中医药出版社的华中健主任，也都提出了许多宝贵的修改和编写建议，在此一并表示感谢。另外，由于编写体例的限制，读本中综合参考的研究资料与文献在文中未便一一注明，全部置于文后，在此也向相关专家与学界前辈表示诚挚的谢意。

安徽中医药大学　林家虎

2015 年 3 月 29 日